阿司匹林

阅读新知 | 自愈生活

被误解的脂肪

[荷]玛丽特·布恩（Mariëtte Boon）

[荷]利斯贝特·范罗森（Liesbeth van Rossum）

著

王茜 译

浙江科学技术出版社·杭州

版权所有　侵权必究

Vet belangrijk © 2019 by Mariëtte Boon & Liesbeth van Rossum
Originally published by Ambo | Anthos Uitgevers, Amsterdam

浙江省版权局图字：11-2019-167

图书在版编目（CIP）数据

被误解的脂肪 /（荷）玛丽特·布恩,（荷）利斯贝特·范
罗森著；王茜译. — 杭州：浙江科学技术出版社，2024.4
ISBN 978-7-5739-1124-7

Ⅰ.①被… Ⅱ.①玛… ②利… ③王… Ⅲ.①减肥-
普及读物 Ⅳ.①R161-49

中国国家版本馆CIP数据核字（2024）第045618号

书　　名	被误解的脂肪	
著　　者	［荷］玛丽特·布恩　　［荷］利斯贝特·范罗森	
译　　者	王　茜	

出　　版　**浙江科学技术出版社**
　　　　　地址：杭州市体育场路347号　邮政编码：310006
　　　　　办公室电话：0571-85176593
　　　　　销售部电话：0571-85062597
　　　　　E-mail：zkpress@zkpress.com

排　　版　杭州兴邦电子印务有限公司
印　　刷　杭州捷派印务有限公司

开　本	880 mm×1230 mm　1/32	印　张	8.75	
字　数	180千字			
版　次	2024年4月第1版	印　次	2024年4月第1次印刷	
书　号	ISBN 978-7-5739-1124-7	定　价	78.00元	

责任编辑　唐　玲　刘　雪　　责任校对　张　宁
责任美编　金　晖　　　　　　　责任印务　吕　琰

如发现印、装问题，请与承印厂联系。电话：0571-56798200

前言

当听到"体脂"一词时，你大概立刻会想到节假日里大吃大喝后，从自己牛仔裤腰上探出脑袋向外张望的肉肉，抑或在不合适的光线下，自己背侧因穿着内衣而显现出的凹凸不平的样子（大多数女性都有这种体会）。许多人对自己的体脂又爱又恨，在大多数情况下，恨通常占了上风。

显然，媒体的一系列做法强化了人们对于体脂的态度。当你打开一本杂志时，往往会不可避免地看到关于节食、减重或是膳食补充剂能使我们轻松变苗条的文章。我们被铺天盖地的成功故事所环绕，职业模特在书页上顾盼生辉，电视上传达的信息也很明确：我们都必须变得更瘦且更健美，要和我们的体脂说再见。

因此，许多公司竭尽全力推销减肥疗法、膳食补充剂、减肥设备（比如通过冷水循环降温的背心）以使我们通过减去超出的重量和多余的脂肪来变得更健康，这种做法也就不那么令人惊讶了。这些商品被急于求成的消费者抢购一空，但减肥效果往往令人失望。

不过，就像人体的其他组成部分一样，脂肪也有它存在的理由，不是吗？那么脂肪究竟是什么？它有什么作用？它是不是像大家所认为的那样一无是处呢？

相较于人体的其他器官，我们对脂肪的了解一直甚少。是的，脂肪是一个器官，就像我们的心脏和肺一样。在很长的一段时间里，人们认为脂肪只不过是人体的隔热层，就像一张包裹并保护人体内的器官免受低温、碰撞和颠簸影响的气泡毯，而这就是脂肪全部的功能。近年来，关于脂肪的研究项目的数量呈指数级增加，这给我们带来了许多新的认识。如果要问医生和研究肥胖的学者在过去的几年中学到了什么，那么他们的答案是：脂肪不仅仅是人体最大的器官之一，也是相当重要和必不可少的器官之一。如果我们有段时间没有进食，脂肪就会源源不断地为人体其他器官提供能量。我们的祖先就是靠它得以生存的。但脂肪的功能远不止于此！它生成的激素不计其数。这些激素被释放到血液中，可以远程联络其他器官，比如脑。举个例子，在你吃完一大份薯片后，脂肪生成的激素能抑制你的食欲，这样你就不会毫无节制地一直吃下去。这一调控食欲的方法是不是很好用？

人体内的脂肪具有两面性。只要体脂率维持在合理范围内，脂肪就会是你的好朋友并使你保持健康；反之，如果体脂率过低或过高，脂肪就会变成一个邪恶的继姐妹，处处使坏。当你体重过轻时，脂肪无法产生足量的某种重要激素，导致内分泌失调，更严重的是可能导致不孕不育；而当你体重超重时，脂肪会释放过量的有害健康的激素和其他物质，干扰人体机能的正常运转，从而使你生病。和体重超重相关的疾病包括糖尿病（指 2 型糖尿病，为简化表述，后文中均简称为糖尿病）、不孕不育、抑郁症和一些癌症。

我们认为有一点很重要，那就是你要获取对自己健康有用的知识，这样你就能在生活中好好地运用这些知识来减少（或增加）你的体脂，从而令自己更健康或避免有害体脂的增加。

在本书中，我们将向你介绍我们在日常行医过程中遇到的各种患者，他们有些患有常见的、人们所熟知的脂肪相关疾病（如肥胖或由体重超重引起的其他疾病），在他们的故事中，你会发现他们每个人都有应对这些问题的独特方式，我们认为这非常具有启发性。我们还将讲述一些非常罕见的脂肪相关疾病的患者的故事，他们至今都令我们印象深刻。在过去的几年中，这些特殊的患者使我们对脂肪运作的神奇方式有了更科学、更深入的了解，关于他们的研究有助于我们揭开脂肪的神秘面纱。

通过这些普通的或意想不到的故事，我们将带你踏上一段旅程，去了解脂肪这个令人着迷的器官。脂肪是如何参与人体功能调节的？为什么有的人体内脂肪多而有的人少呢？内分泌失调和脂肪有关吗？体内脂肪过多对每个人的危害都是一样的吗？为什么节食通常没效果或仅有短暂的效果呢？如何确保自己能一直维持健康的体重？为了减重，你是否应该避免过大的压力，是否应该站在寒冷之处以促进脂肪燃烧呢？此外，是否还有其他更为明智的减重方法呢？睡眠觉醒周期、调控食欲的激素以及药物是如何影响你的体脂量的？我们都知道，不健康的饮食习惯和缺乏运动在肥胖这一流行病中起重要作用，但近年来，随着其他许多因素逐渐浮出水面，我们发现体重超重的背后隐藏着一整个不为人知的世界！好消息是，你自己就可以对其中的一些因素施加积极的影响，如此，你可以重新控制自己的体重。我们会在本书中讨论上述所有话题，并且为你提供足够多的可以立即付诸实践的实用小贴士。欢迎来到脂肪的奇妙世界！

玛丽特·布恩和利斯贝特·范罗森

目录

第一章

我们一直误解了脂肪

人类的进化离不开脂肪

在现代社会，我们拥有足够的食物，不必为接下来一周的食物供给而发愁。我们可以在周六的早上去超市，将购物车装得满满当当，又或者让自己更轻松一些，在网上订购食物及日常生活用品。但对我们的史前先祖来说，情况是非常不同的：他们必须通过打猎获取食物，并且需要辗转多地。这意味着他们每天要长途奔波、辛勤劳作，而且尽管如此，他们有时也免不了会空手而归。幸运的是，他们还有坚强的后盾可以依靠，那就是他们的储备——体脂。在食物短缺的时候，体脂会释放能量，以保证重要的器官（如脑和心脏）可以正常运转。脂肪，是生存的关键。

有些人类先祖幸运地拥有罕见且高效的能量系统，他们能从很少量的食物中汲取大量的能量，并将能量转化成脂肪储存起来，也能非常高效地利用这些脂肪。这一模式有利于储备更多的脂肪。在饥荒时期，他们能依靠储备的脂肪存活得更久。

因此，在史前时期，只有那些储备了足量脂肪的人才能在长期饥荒的严酷环境下得以存活。换种说法，他们具有进化上的优势，可以延续我们人类的生存。在史前时期，脂肪是非常珍贵的，也许更是值得膜拜的。后人发现的一些石器时代的神秘雕塑，也证明了这一观点。其中，最为著名的是制作于约公元前 25 000 年的维伦多夫的维纳斯（图 1）。这一雕塑呈现了一位女性的形象，她肚腹浑圆、丰乳肥臀，这些特征象征着旺盛的生殖能力。其实这很讽刺，因为严重的体重超重（肥胖）实际上会导致生殖能力的减弱。

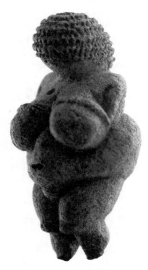

图 1　维伦多夫的维纳斯

距今约 10 000 年前，原始社会中依靠打猎获取食物的生活方式发生了重大改变。人类定居于一处，开始建造村庄和城镇，并在土地上放养牲畜、种植农作物，以此来储备大量食物。尽管在当时，人类还是受制于善变的大自然，因为种植的农作物可能会受各种自然灾害的影响而减收甚至颗粒无收，但从那时起，严重的饥荒就变得不常见了。此时，脂肪仍是人类的重要伙伴，这一关系一直持续到18世纪。

接下来的一段时期，是被1993年诺贝尔经济学奖获得者罗伯特·福格尔（Robert Fogel）称为"第二次农业革命"的时期。在《逃离饥荒和早夭：1700—2100》（*The Escape from Hunger and Premature Death, 1700-2100*）一书中，他描述了这一时期内的事物是如何变革的。简而言之，归根结底就一条：农业技术的改进使更多的食物被生产出来。这意味着到此时为止都一直又小又瘦的人类，终于有了在横向和纵向上增长的能力。人类变得更加强壮，更加精力充沛，更加辛勤地劳作，从而促进了经济的增长、新技术的发展（比如机器的出现）以及更多食物的生产。由此，人类的发展进入了一个良性循环。

但这里也存在一个对人类不利的方面。在某一个时间节点，人类的身高达到了我们基因决定的上限，而食物的供给仍源源不断。并且，机器开始替代了一部分人力，这意味着人类不需要像以往那样辛苦劳作。从那时起，进化就开始逐渐向对我们不利的方向转变了。尽管高效地利用和储存能量曾经是一个巨大的优势，但充沛的食物供给和强度减弱的体力劳动则意味着人类摄取的能量超过身体所能消耗的能量，那么这些剩余的能量就会转化成多余的脂肪储备起来。曾经的人类又小又瘦，而现在的人类饱受体重超重和肥胖的困扰。人们花了很长时间才认识到体重超重是一个医学问题，这与人们长期以来认为脂肪是不可或缺的息息相关。

脂肪：从"密友"到"劲敌"

随着历史的变迁，我们对于脂肪的看法发生了显著的变化。就如同发型一般，什么样的体脂率才是理想的也被风靡一时的时尚观念所左右。我们都很熟悉 17 世纪早期彼得·保罗·鲁本斯（Peter Paul Rubens）画作上那些作为点睛之笔的丰乳肥臀的性感女子，她们的形象如此广为人知，以至于性感女子有时候会被称为"具有鲁本斯绘画特征"的女子。

在古埃及，街上的景象就不同了。那时，漫步在街上的女性体态匀称，秾纤合度，她们有着用黑色眼影粉勾勒出的明显眼线和精心打造的复杂发型。在古希腊，人们（尤其是男性）身材瘦削而结实。据传，古希腊哲学家苏格拉底（Socrates）为保持身材，每天早上都要锻炼身体。据我们所知，在古斯巴达，身材肥胖的人甚至被禁止进入城邦。自文艺复兴晚期开始，人们希望变得丰满。米开朗琪罗（Michelangelo）在西斯廷教堂的壁画上所画的女性形象，和彼得·保罗·鲁本斯画作上的女子一样，也具有曲线美感。具有曲线美感的身材在 19 世纪十分流行，并与财富、成功和权力相关联。这毫不令人意外，尤其是在对许多阶层来说食物仍旧相对稀缺的时代。并且，物以稀为贵，一旦某种事物成为稀缺之物，那么所有和它相关的事物都会变得炙手可热。

让我们再来看看 20 世纪时人们对脂肪的看法吧。在美国佛蒙特州一个叫作威尔斯河的小镇，每年都有一大群挺着将军肚，腆着双下巴的人聚集在当地的一个小酒馆里欢度整个周末。这个小酒馆是新英格兰肥胖人士俱乐部的总部。是的，你没有看错，这个俱乐部是专门为肥胖人士创办的，主要为富商之间建立社交关系提供便利。要想成为俱乐部的会员，必须体重超过 100 千克并且足够富有。在俱乐部的会员名单上，有影响力的政治家也赫然在列。新英格兰肥胖人士俱乐部绝不是一枝独秀。19 世纪伊始，这种肥胖人士俱乐部在各地兴起，尤其是在美国和法国。脂肪处在它的鼎盛时期，它的好名声也在文学作品中得到清晰的反映。在知名作家查尔斯·狄更斯（Charles Dickens）的笔下，一个体重超重的孩子是一个"极其可爱的胖男孩"。其他作家也纷纷用"使人愉悦的""和蔼可亲的"和"脾气好的"等溢美之词来形容肥胖人士。可是，好景不长……

最初，脂肪的名声开始变坏，脂肪不再那么受人追捧，仅仅是因为人们不再认为它具有吸引力。大约在 20 世纪初，人们认为苗条匀称的身材才是理想的身材。从 20 世纪 20 年代开始，有许多公司希望从这一流行趋势里大赚一笔。1925 年，烟草生产商好彩公司（Lucky Strike）推出了一项新的推销策略，其广告词为"抽一支好彩，少吃一颗糖"。严格来说，这是有效的，因为尼古丁是一种食欲抑制剂。虽然香烟根本不是糖果的替代品，但这不失为一句机智的广告词。在 20 世纪 30 年代，一种非常有效但同时也相当危险的减肥药物——2,4- 二硝基酚（DNP）进入市场，这种减肥药物使人体细胞与脂肪一同进入燃烧模式。尽管服用 2,4- 二硝基酚后，人们确实能减掉不少体重，但如此高速地燃烧脂肪，实际上会导致机体过热，有些女性甚至因此丧命。1938 年，该药物被禁售。然而，令人震惊的是，80多年过去了，该药物仍能通过互联网非法销售。在 20 世纪 50 年代，一种新的减肥神药问世，著名歌剧演员玛丽亚·卡拉斯（Maria Callas）对其进行了亲身试验，并获得了成功。卡拉斯通过服用这种含有绦虫卵的药片，减掉了超过 30 千克的体重。这些由虫卵孵化出的长而饥饿的绦虫是她减重的原因。这一方法相当有效，但同时也非常恶心和危险。到 20 世纪 60 年代，纤细的身材成为一种时尚追求，并且当身材苗条修长的莱斯利·霍恩比［Lesley Hornby，艺名为"崔姬"（Twiggy）］成为英国红极一时的模特巨星时，这种追求被进一步强化了。年轻女性特别希望自己能看上去与她一样，不仅仅是瘦，而且是非常瘦。减肥的风潮一直持续着，1963 年，吉恩·尼德奇（Jean Nidetch）———一位自称沉溺于饼干无法自拔的家庭主妇成立了一家名为慧俪轻体（Weight Watcher）的减肥俱乐部。从那以后，慧俪轻体发展为减肥业的巨头。近几十年来，各种热门减肥饮食法陆续登台亮相（包括阿特金斯饮食法、迈阿密饮食法及其他饮食法），及至 20 世纪末时，甚至出现了减重大比拼的真人秀电视节目。这里提名两个节目:《超级减肥王》（ The Biggest Loser ）和《肥胖》（ Obese ）。从 20 世纪初开始，伴随对苗条身材的追求而来的，是人们对体重超重和肥胖人士的越来越多的负面看法。文学作品不再将体重超重的人物描述为"令人喜爱的圆滚滚"，而是描述为"有碍观瞻的胖子"。并且，人们普遍认为，假如你体重超重，那一定是你的错，如果你不能有节制地进食，那你就是个"弱者"。贪吃不总是造成肥胖的原因，但这种由肥胖带来的羞耻感给很多与体重超重做斗争的人带来了巨大的心理影响。关于这一点，我们将在第十一章中着重讨论。

脂肪显然已经毫无名声可言了。在20世纪初，当科学研究证明肥胖和高死亡率有关时，人们更是认为脂肪不是什么好东西了。而且有意思的是，第一个做此类科学研究的是保险公司。从此，脂肪曾经享有的声名一去不复返。从20世纪30年代开始，人们普遍接受了体内脂肪过多会造成健康问题这一观点。不过，脂肪究竟是如何影响健康的，这成为困扰人类多年的谜题。

脂肪细胞的发现

让我们回到久远的过去。在大约公元前4世纪，古希腊医学家希波克拉底（Hippocrates）——现代医学的奠基人，发现猝死在体重超重的人群中比在身材苗条的人群中更常见，他还发现肥胖是导致女性不孕不育的原因。根据他的观点，体重超重使性交变得难以进行，这导致女性生殖能力降低。尽管他对肥胖是如何导致女性不孕不育的这一问题有不同的见解，但我们仍要肯定他的发现。当然，在当时，人们还没有意识到激素的存在，也就更不知道过量的脂肪会导致严重的内分泌失调了。

在此后的很长一段时间里，关于体重超重的文献记载很少。我们很难确定人们是从什么时候开始意识到体重超重是由过量脂肪的囤积，而不是由身体里的其他物质（如血液）造成的。在历史上的某个时期，肯定有人进行了尸检（剖开尸体），并发现与身材苗条的人相比，肥胖的人有一层较厚的、呈淡黄色的、海绵状的皮下脂肪（储存在皮肤下的脂肪）。值得重视的是，在文艺复兴时期之前的很长一段时间里，由于伦理和宗教原因，解剖人体在西方世界被视为一大禁忌，人们认为逝者的遗体应保持完整。这也许是关于体重超重的文献记载很少的原因。到 18 世纪，这一情况有所改变，有无数关于体重超重的起因和后果的书籍、文章被出版、刊发，其中有一些非常有趣的理论。现在想一想这些理论，也还觉得它们很有想象力。

1727 年，英国医生托马斯·肖特（Thomas Short）写下了自己的观点。他认为，脂肪这一器官是由与血液相分离的脂肪"囊泡"组成的。在"器官是由细胞组成的"这一概念将将成型的时代，这一理论相当先进。他还认为，体重超重是由血液和"油性成分"的囤积造成的。根据他的观点，这种囤积是由排汗不足引起的，因此他提出促进排汗有助于治疗体重超重。假如他的这一理论是指体重超重的人应该多锻炼，那么他无意中给他的患者提供了很好的建议。

1760 年前后，苏格兰生理学家马尔科姆·弗莱明（Malcolm Flemyng）经过思索，得出了数种可能导致体重超重的原因。一种原因是饮食过度，尤其是过量食用高脂食物。这一观点一针见血。然而，他发现并不是所有体重超重的人都是传统意义上的大胃王，同样，身材苗条的人也并非食量较小。另一种原因则与托马斯·肖特的脂肪囊泡理论相关。弗莱明认为，脂肪被储存在由膜包被的囊泡里。根据他的观点，当这些囊泡的膜很柔软时，囊泡就更容易伸展，人体也就更容易体重超重。他还写道，这些"松弛的囊泡膜"存在与否可能与家族遗传有关。就这样，他成了最早提出体重超重可能受遗传因素影响的学者之一。弗莱明还提出了第三种可能导致体重超重的原因，即体液的排出受到了干扰，这也与托马斯·肖特的观点一致。他认为我们从饮食中摄取的部分脂肪应该从汗液、尿液和粪便中排出，如果排泄得不够充分，那么未被及时排出的脂肪就会被储存到脂肪囊泡中，导致体重超重。针对最后一种原因，他提出了一些很好的解决方案，这些方案都以增强排泄功能为目的。其中一种方案是每天需要吃一片肥皂，这令人相当不快。他报告的一位患者通过每天吃 2 ～ 4 克肥皂，在两年时间内减掉了 14 千克体重。肖特和弗莱明提出的人体的脂肪是由脂肪囊泡组成的这一理论，显然并非天马行空。荷兰科学家安东尼·范·列文虎克（Antonie van Leeuwenhoek）在 17 世纪发明了显微镜，这使得从微观角度观测来自植物和人类等生物的细小组织碎片成为可能，并最终催生了"细胞理论"（知识盒 1）。在细胞被发现后，19 世纪末，作为脂肪组成基础的脂肪细胞也被发现了。在此后的很长一段时间里，人们普遍认为脂肪细胞仅仅是用来储存脂肪的，这些脂肪细胞构成了我们的脂肪器官，将人体包裹起来，保护其他脏器免受撞击和颠簸。

知识盒 1 | "细胞理论"：细胞是生命的基础

所有的生物，比如人类和植物，都是由细胞组成的。一个人拥有几十万亿个细胞。细胞是生物体结构和功能的基本单位，它由含有遗传物质（DNA）的细胞核和大量维持细胞运行的微型"机器"——细胞器构成。举个例子，线粒体就是一类细胞器，可调节细胞的新陈代谢。尽管人体内的大量细胞都有相同的基因型，但不同器官中的细胞可能看起来大不相同，并拥有完全不一样的特征，比如肌肉细胞和脂肪细胞就很不一样。总之，细胞是构成组织的基础，不同的组织进而构成不同的器官，例如心脏、肺……还有脂肪。

在 20 世纪 90 年代，这一观点被彻底推翻了，人们发现脂肪细胞可以产生激素，释放到血液中的激素会对其他器官产生各种影响，并且是远程产生影响！人们还发现，脂肪可以给脑组织发出信号，甚至影响我们的行为。脂肪影响的不仅仅是进食行为，还有我们的情绪。脂肪，突然从一个被动器官，变成了一个主动器官。因此，一个崭新的、令人着迷的研究领域诞生了！人们开始致力于解开脂肪的谜团，并接二连三地报道了很多激动人心的发现。每年发表的数以百计的科学论文都揭示着脂肪的更多秘密。不过，让我们从最基础的开始了解：脂肪究竟是如何参与人体功能调节的呢？

第二章

脂肪比你想象的更重要

就像汽车需要汽油才能行驶，我们也需要燃料才能前行。我们每天需要消耗相当多的能量。我们的心脏不间断地泵血，使血液在身体中循环；我们的呼吸平均每分钟有 12 次；我们的肝脏和肾脏通过清除血液中的废物来净化血液……这些都发生在我们休息的时候。当运动时，我们会消耗更多的能量，因此也就需要更多的燃料。我们的身体主要使用两种燃料：糖类和脂肪。与许多人所认为的不同，脂肪才是绝大部分器官最重要的燃料。这是因为脂肪燃烧能产生更多的能量，比糖代谢产生的能量要多得多。我们的身体很聪明，它会确保我们存有足够的脂肪并能非常高效地利用脂肪。你看，脂肪不仅仅是我们身体里最有价值的燃料，它还有其他重要功能。比如我们的体细胞被包裹在一层脂肪里，脂肪起到了保护作用；脂肪在神经纤维外形成的髓鞘使神经能快速传导信号，这样我们就能迅速思考并做出反应。现在，你是不是已经开始有点儿喜欢你的脂肪了呢？

不过，我们的燃料究竟储存在哪里？如果是在汽车里，那么答案很明确，只有一个地方可以储存燃料，那就是油箱；而在我们的身体里，燃料被储存在不同的地方。一小部分燃料——游离的脂肪和糖类随着血液循环，时刻准备着被有需要的细胞吸收。在血液中循环的这部分燃料随时随地会被消耗，并在我们进食时得到补充。这就出现了一个问题：假如你有一段时间没有进食，比如当你晚上睡觉的时候，抑或是像我们的先祖那样经历食物匮乏的时候，又或者是当你在进食后因进行了健身运动而消耗了更多能量的时候，会发生什么呢？在所有这些情景下，我们都充分利用了自身所储备的燃料。它们确保我们不会因为少吃一顿饭而垮掉，也不会因为慢跑或打网球 1 小时而出现不良反应。当然，前提是你的身材不太走样。由于我们的身体可以利用两种燃料（糖类和脂肪），我们也有两种燃料储备：一种是糖类储备，另一种则是脂肪储备。当血液中燃料的含量降低时，我们就可以转而利用这两种燃料储备。

糖原：身体的应急能量储备

我们体内最小的燃料储备就是身体中储存的糖。它不是砂糖，也不是蔗糖或甜菜糖，而是我们所说的"葡萄糖"。为了尽可能有效地储存葡萄糖，许多葡萄糖分子被团成了一个大球。这个葡萄糖分子"球"称为"糖原"。糖原储存在人体内的两个部位：肝脏和肌肉（图 2）。如果血液中的葡萄糖含量过低（"血糖低谷"），比如你几小时没有进食了，那么你的身体就会从肝糖原上"剪"下一些葡萄糖分子，并释放到血液中。你的血糖水平会再次升高，你就能继续工作。肌肉有自己单独的糖原储备，从肌糖原中释放的葡萄糖专供肌肉使用，比如在剧烈运动时供肌肉使用。这种策略很聪明，因为葡萄糖比脂肪降解得快，所以能更快地提供能量。

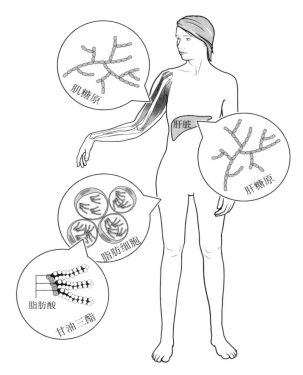

图 2　人体如何储存糖原和脂肪

那么这种葡萄糖储备究竟可以提供多少能量呢？在肝脏和肌肉中总共储存了大约 500 克糖原。燃烧 1 克葡萄糖产生 4.1 千卡[①]热量，因此糖原中总共储存了 2 000 ～ 3 000 千卡能量。这些能量算多吗？这取决于你如何看待它们。假设你每天消耗 2 000 千卡能量（这是一个有正常体重且每天进行中等强度锻炼的成年女性一

① 千卡：能量、热量的非国际单位制单位。1 千卡 ≈ 4 186 焦耳。

天所消耗的能量），在禁食的情况下，你无法依靠你的糖原储备撑过一天半。实际上，你甚至撑不了多久，因为起初你只能利用储存在肝脏里的糖原。因此，糖原不是我们的先祖在食物长期匮乏的情况下赖以生存的能量来源，它本身也不是用来应对此种情况的。作为应急储备，糖原在身体急需能量的时候能快速地分解成葡萄糖分子（图 3），继而转化成任意形式的能量。假如你正飞奔

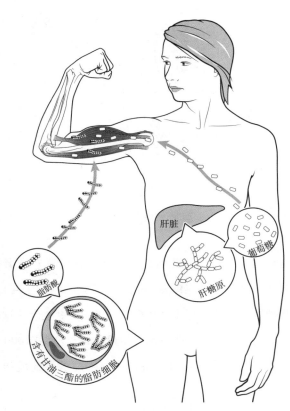

脂肪酸

肝脏

葡萄糖

肝糖原

含有甘油三酯的脂肪细胞

图 3　人体利用葡萄糖和脂肪酸作为燃料

去赶火车，或者当我们的先祖正被猛虎所追逐时，你就会发现这种能量供应体系非常管用。如果我们超过 3 小时未曾进食，或者需要持续地做某件事，那么我们将转而利用脂肪。

身体为什么善于储存脂肪

在食物长期匮乏的时候，脂肪组织 ① 为我们提供急需的能量，而且千百年来，它已经进化成了一个名副其实的能量仓库。脂肪组织形成于发育早期（此时胎儿还仅有核桃大小），不仅存在于皮肤下方，还存在于腹部器官周围。起初，胎儿只有很少量的脂肪，因为这还没到急需脂肪的时候呢，只要胎儿安稳地待在子宫里，胎盘就会通过脐带提供能量。然而，当孕期结束时，胎儿就必须为子宫外的生活做准备了，因为外面可能很冷，而且也不确定是否马上就能获得足够的营养（母乳）。因此，为了度过子宫外最初的这段时间，在孕晚期，胎儿就会形成良好的脂肪储备。早产儿则缺乏这一脂肪储备，所以他们无法维持正常的体温，这意味着他们必须先在保温箱里待上一段时间。那里温暖舒适，新生儿不需要耗费多少能量就能维持正常的体温。经过一段时间，他们的脂肪储备就会自动形成了。

脂肪组织覆盖了我们的整个身体，正如你所注意到（或者宁

---

① 脂肪实为器官，但人们习惯称其为组织。

可忽视？）的那样。最大的两处脂肪组织分别位于腹腔内部和皮肤下方。位于腹腔内部的脂肪组织存在于各个器官周围，我们称之为"内脏脂肪"；位于皮肤下方的脂肪组织，我们称之为"皮下脂肪"。皮下脂肪分布广泛，随处可见，你的脸上（如众所周知的"双下巴"）、脚上以及上臂处都有它的踪影。然而，令许多人沮丧的是，大部分皮下脂肪囤积在腹部、臀部以及大腿上。为什么人体如此善于储存脂肪呢？这是因为我们的脂肪组织是由超过500亿个弹性十足的"小气球"——脂肪细胞组成的。每一个脂肪细胞都可以储存脂肪，并可以进行一定程度的拉伸。当在显微镜下观察脂肪组织样本时，你会发现，正如肖特与弗莱明早在18世纪时所做出的猜测一样，脂肪细胞的确就像是充满脂肪的囊泡或小气球（图2）。

但是很显然，脂肪细胞当然不只是充满脂肪的小气球，否则对我们的脂肪组织而言就太不公平了。脂肪细胞所能做的，远远不止储存脂肪。比如脂肪细胞也有细胞核与细胞器，可以合成使脂肪细胞区别于其他细胞的独一无二的蛋白质。这些蛋白质包括各种化学信使（这里指激素），正是它们使脂肪组织成了一个特殊的器官。就像其他体细胞一样，脂肪细胞也含有特殊的微型"发电站"——我们称之为"线粒体"，它们调控细胞的新陈代谢。下面这个故事里的主人公娜塔莉，被发现患有一种罕见的脂肪相关疾病，我们可以从她的故事里了解到脂肪的重要性。

○ ● ○

假如没有脂肪：娜塔莉的故事

18 岁的娜塔莉是一个苗条又上进的年轻姑娘，出生在一个温暖的家庭。然而，无忧无虑的生活在她的月经周期变得不规律后戛然而止。这还不是最糟糕的。"我精疲力竭，每动一下都疼得钻心。医生认为我得了传染性单核细胞增多症。我一直感觉很糟糕，甚至还发展出了更多的症状。我再也无法忍受高脂食物，经常恶心、呕吐。这些症状不可能都是由传染性单核细胞增多症造成的，对吧？"

过了一段时间，娜塔莉的情况仍然没有好转。血液检测结果显示，她的血糖水平远远高于正常水平。在 21 岁时，她被诊断为患有糖尿病。糖尿病是娜塔莉健康问题的罪魁祸首吗？"我必须给自己注射胰岛素，但是不管我注射了多少胰岛素，我的血糖水平几乎都不会下降。我开始感到绝望。我仍然觉得很疲惫，几乎无法工作。这场疾病夺走了我的一切。下班后，我连骑车回家的力气都没有。医生对我的病因十分困惑，而我，已经无能为力。所有人都开始感到不对劲，是不是还有其他的病症没被发现呢？"

娜塔莉被转诊到了一位内科专家处。专家发现，尽管她的四肢非常纤细，但肚子却明显地鼓了出来。于是，娜塔莉接受了 MRI 检查，检查结果非同寻常。"检查结果显示，我几乎没有皮下脂肪。相反，有许多脂肪出现在了它们不应该出现的地方，比如我的心脏上。我有很严重的脂肪肝，并伴有肝肿大。这就是我肚子这么大的原因！这也解释了我为什么总是感到恶心并且无法忍受高脂食物。尽管我几乎没有皮下脂肪，但是检查结果显示我的血脂水平非常高。"

娜塔莉被诊断为患有脂肪代谢障碍。这是一种罕见的脂肪相关疾病，发病率为千万分之一。如果患了这种疾病，那么皮下将无法储存脂肪。尽管皮肤下方仍有脂肪细胞，但它们实际上是空的，就像扁平松垮的小囊一样。这意味着脂肪必须另寻出处。脂肪会漂浮在血液中，并囤积到身体的各个部位，比如内脏周围，那里也仍然能够储存脂肪。还有大量的脂肪囤积到了其他器官上，比如在娜塔莉的故事中，脂肪被囤积到了心脏和肝脏上。其实，脂肪也能囤积在肾脏周围。随着时间的推移，囤积在这些地方的脂肪会变得非常危险。举例来说，它们会引起心血管疾病、肾衰竭和肝脏疾病。而且，当脂肪在器官上囤积时，会干扰这些器官对葡萄糖的吸收，导致葡萄糖滞留在血液中，引起血糖水平升高，最终将导致糖尿病。就像你所看到的那样，如果你的脂肪组织不能正常运作，那么脂肪和糖类就会一直在血液中循环，并最终囤积在了它们不该出现的地方。

现在，娜塔莉37岁，已经结婚了，在一家批发公司工作。她目前的身体状况如何呢？"我正在服用一种来自美国的试验药物。它虽然不能使我的皮下脂肪恢复正常运作，但能消除一部分内脏脂肪。同时，我的肚子鼓得没那么大了，糖代谢有所改善，我也更有活力了。我的生活回到了正轨。"她甚至还有足够的精力发展自己的兴趣爱好，她热爱骑行，热衷于享受户外生活。接下来，她将继续服用这种药物。

娜塔莉的故事告诉我们，脂肪组织的正常运作对我们的身体来说是多么重要。

○ ● ○

靠储存的脂肪，我们能撑多久

现在，我们要更深入、更仔细地来了解脂肪组织中的脂肪是如何作为燃料补给被输送到其他器官的。我们提到的作为燃料的脂肪，是指悬浮在血液中的可以被其他器官吸收利用的脂肪酸。这些脂肪酸有着长"尾巴"（或者我们称之为"碳链"），碳链通常由 16 ～ 18 个碳原子组成。就像许多葡萄糖分子聚集成团形成糖原一样，3 个脂肪酸分子也会机智地与甘油分子组合在一起，以我们所熟知的甘油三酯的形式储存在脂肪细胞中。这样，我们就可以在储存大量脂肪酸的同时避免占用过多的空间（图 2）。你可以把这个过程与计算机中压缩文件的过程做比较。每个脂肪细胞都能储存成千上万个紧密团结在一起的甘油三酯分子。这是巨大的燃料储备，是真正的金矿。只要你连续几小时不进食，或者长时间地进行体力活动（比如锻炼或做家务），你的身体就会启用脂肪这种燃料储备。这时，你体内的某些酶就会将甘油三酯分子上的脂肪酸分子"剪"下来，并通过血液循环输送到需要能量的器官（图3）。如此这般，你的身体就实实在在地将燃料以脂肪酸的形式从脂肪组织运送到了其他器官。

脂肪能帮助我们挨过饥荒，但我们可以挨多久呢？换句话说，我们可以依赖脂肪存活多久呢？化学研究表明，燃烧1克脂肪可以产生9.4千卡热量。如果之前你足够集中注意力，就会发现燃烧1克脂肪所产生的热量是燃烧1克葡萄糖所产生的4.1千卡热量的2倍多。这就是我们的身体不仅储存糖原，还更乐于储存脂肪的原因。比起你的车在加满油后能开200千米，你难道不更想要你的车在加满油后能开500千米吗？假如我们把人体的脂肪换算成能产生同等热量的糖原，那么我们可能要拖着更为庞大而沉重的身躯生活。况且，我们的脂肪已经很有分量了，一个体重70千克的健康成年人有大约14千克脂肪。既然燃烧1克脂肪能产生9.4千卡热量，那么14千克脂肪就相当于131 600千卡能量储备——这是非常多的能量！就像前文中提到的那样，一个有正常体重且每天进行中等强度锻炼的成年女性一天可以消耗大约2 000千卡能量，而同等条件下，一个男性一天消耗的能量大约是2 500千卡。这意味着，如果维持日常活动的强度不变，消耗的能量完全依赖人体储备的脂肪，那么女性大约可以存活66天，而男性可以存活53天。

事实上，我们可以设法存活得更久，因为我们还有第三种能量来源。不到万不得已，比如性命攸关的时候，我们的身体绝不会启用它，它就是我们体内的蛋白质储备。一个体重 70 千克的健康成年人有将近 10 千克蛋白质，其中的一半可以分解成我们所说的氨基酸，作为燃料补给被加以利用。然而，我们的身体并不想触碰这一能量储备，因为人体自身的蛋白质不是用来作为燃料补给的。这些蛋白质是肌肉（包括心肌和呼吸肌）的重要组成部分，还在保护人体免受病原体侵害的过程中起重要作用。在患有神经性厌食症的人（他们长期进食得很少或完全不进食）身上，这一点体现得尤为明显。除了身上的脂肪很少外，神经性厌食症患者的肌肉也很少，这是因为他们的身体被迫通过降解蛋白质来获取足够的能量。此外，即使是最无害的病毒、细菌和真菌，也会使他们生病，因为他们的免疫系统也不能保护他们了。

让我们仔细研究一下糖类

进食是我们补充能量的主要手段。这种手段很有效，因为大部分人都很爱吃。顺便说一句，我们俩和大家一样，也很爱吃。我们吃的食物包含 3 种基本成分：糖类、脂肪和蛋白质。食物在被肠道吸收之前，会先被降解成小片段。在这个过程中，消化酶功不可没。你可以把消化酶看作微型剪刀，它们将大块的食物剪碎，然后分解成小分子。

首先，让我们仔细研究一下基本成分之一的糖类。糖类也称"碳水化合物"。由 1 ～ 2 种基本成分组成的碳水化合物，通常称为"简单碳水化合物"。砂糖就是简单碳水化合物的一种。大多数糖是由葡萄糖、果糖或者两者混合组成的。果糖天然存在于水果和蜂蜜等食物中，并因此而得名。由于果糖很甜，所以它也被当作甜味剂，广泛地用于各种食品，如饼干、巧克力和糖果中。还有一些碳水化合物，比如淀粉和膳食纤维，是由很多葡萄糖分子聚合成长链后组成的，我们称这类碳水化合物为"复合碳水化合物"，它们存在于蔬菜、全麦意大利面、全麦面包、糙米、水果、坚果、豆类等中。与简单碳水化合物相比，复合碳水化合物通常更为健康。

简单碳水化合物（如葡萄糖和果糖）可以被肠道直接吸收，复合碳水化合物则要先被消化酶分解成单个糖分子才能被肠道吸收。复合碳水化合物的结构越复杂（比如有很多支链），肠道消化酶就需要越多的时间和能量来把它们分解成小分子。当吃的食物富含简单碳水化合物时，你的血糖水平会迅速升高，速度远远超过吃富含复合碳水化合物的食物时血糖水平的升高速度（知识盒2）。当感到饥饿时，你会不由自主地、急切地寻找能使血糖水平迅速升高的食物，比如一块巧克力，这是有原因的，因为它会迅速提升你的活力。

知识盒2 | 简单碳水化合物和复合碳水化合物的区别

简单碳水化合物和复合碳水化合物的区别不仅仅在于它们的外表，还在于它们在人体中所起的作用。下表总结了两者的区别：

项目	简单碳水化合物	复合碳水化合物
食物类型	白面包、白米饭、饼干、糖果等	全麦面包、糙米、全麦意大利面、蔬菜、豆类等
在人体中所起的作用	使血糖水平迅速升高，即时提升活力	使血糖水平缓慢且不明显地升高，稍后才能提升活力
对胰岛素的影响	使胰岛素水平迅速升高，达到一个较高峰值；同时，也会使血糖水平迅速降低，使疲劳感产生	使胰岛素水平缓慢升高，达到的峰值也较低。这意味着血糖能维持在一个较高的水平，活力的提升也会较为持久

当你的血糖水平升高时，胰脏会收到信号，进而分泌一种重要的激素——胰岛素。胰岛素指挥着所有进入血液的葡萄糖到它们该去的地方。它通过打开不同体细胞表面的通道，引导葡萄糖进入细胞并作为燃料被细胞利用。而且，肌肉和肝脏都还可以将葡萄糖转化成糖原以补充糖类储备。胰岛素所做的远不止这些。当超过人体立时所需或糖原转化所需的葡萄糖进入血液时，盈余就产生了。这些多余的葡萄糖会被我们的脂肪组织吸收，进而转化成甘油三酯。换句话说，就是转化成了脂肪！因此，长期过量食用高糖食物或高淀粉食物，无论是过量食用不含酒精的软饮、饼干、白米饭，还是马铃薯，都会像过量食用高脂食物那样，最

终导致体重超重。这并不意味着你的饮食需要避免一切碳水化合物。我们的脑需要碳水化合物作为燃料，我们也需要它来补充糖原储备。此外，膳食纤维对保持肠道健康很重要。饮食结构中含有大量膳食纤维的人，患糖尿病和心血管疾病的风险都较低。是的，适量最重要！

但是在当下，适可而止变得非常棘手。我们都知道饼干、蛋糕及其他甜食含糖，但你知道许多加工食品也含糖吗？在罐装汤、面包、番茄酱，甚至切片的肉制品中，都可以发现糖的踪影，我们称之为"隐藏的糖"，因为生产商在食品成分标签上用其他名称代替了糖。当我们在成分标签上看到"香草糖"时，我们的脑海中还是会浮现出糖的样子；而当我们看到的是"蜂蜜"或"浓缩甘蔗汁"时，我们的脑海中最先浮现的就不一定是糖了。那假如我们看到的是"卡松纳德"和"拉帕杜拉"呢？① 它们听上去像是充满异域风情的外来语，但其实它们只不过是指代了不同的糖的名称，你可以称之为"甜蜜的惊喜"。为什么生产商要在所有的东西里都加糖呢？这是因为我们对甜味有着与生俱来的喜爱，比如我们会形容母亲的乳汁是如此美妙甘甜。当食品中额外添加了糖时，我们会觉得它更加美味，并会一直购买、长期食用。生产商

---

① 译者注：英译本此处举例 syrup（糖浆）、cassonade（粗黄糖）和 rapadura（有机原蔗汁结晶糖），英文中均不出现 sugar（糖），导致消费者难以判断食品成分中是否含糖。而这几个例子的中文译名中均出现"糖"字，因此在此句中，对糖浆取其近似定义浓缩甘蔗汁，对粗黄糖和有机原蔗汁结晶糖则取其英文发音的谐音。

心知肚明，没有糖的食品并不会让人觉得有多么好吃。

为什么一饿就容易暴躁

下面这个场景是不是似曾相识？有一天下班回家的时候，米兰达已经饥肠辘辘。她在中午 11 点半时就吃了午餐，但因为一整个下午都在连轴转地开会，所以她甚至都没有时间像往常一样吃一个苹果作为午后的加餐。当米兰达在傍晚 6 点半回到家后，她发现门口的鞋子随意地丢放在地上。丈夫帕特里克注意到她对此尤为气恼，且一直生气地低声埋怨着，连双手也在颤抖。帕特里克主动提议立即着手准备晚餐。米兰达原本打算做鸡胸肉配蔬菜和印度香米的，但当她走进厨房时，却看到帕特里克正在做鸡腿配意大利肉汁烩饭，并且远没有做好的迹象。这时，她再也无法忍受了。她冲帕特里克大喊，为什么他没在做饭之前先和她讨论一下晚饭的菜色，还有，究竟为什么他要做一顿耗时 45 分钟的大餐而不是她所盼望和急需的速食呢？他到底在想什么？！米兰达抓起一包虾片和一根香蕉，然后迈着重重的步子，怒气冲冲地上了楼。她一屁股坐在床上，狼吞虎咽地吃完了手中的零食。不久，她感觉好些了，手也不再颤抖了。她冷静了下来，渐渐意识到方才她反应过激了。半小时后，她走下楼，向帕特里克道歉。帕特里克笑了，他太了解她了，并且他目睹了一切是如何发生的。他冷静地递给了她一只已经不太烫的鸡腿。

英文里有个很有趣的词 "hanger"，它是由 "hunger"（饥饿）

和"anger"（生气）组合而来的，表示因为饥饿而生气。这是真的吗？这确实是有科学依据的。当你有一段时间未进食时，你的血糖水平就会降低，你的身体则会分泌各种能使血糖水平升高的激素，以应对因未进食而造成的低血糖情况。这对脑是非常重要的，因为葡萄糖是脑的主要燃料。如果血糖水平过低，那么可能对脑造成损害。肾上腺素和皮质醇这两种激素能使血糖水平升高，对脑也有各自不同的作用，比如促使脑产生神经肽（微型信使蛋白）来传递信号。研究表明，神经肽（比如神经肽 Y）也可以使人产生愤怒、生气的情绪和冲动的行为。难怪当处于饥饿状态的时候，人们更容易反应过激，也许还会更加冲动，并随之做出草率仓促的决定。从现在开始，或许你不应该在饥肠辘辘的时候去网上购物，或者去找你的上司要求升职加薪了……

避免因低血糖而暴躁的最好方法是吃健康且易让人产生饱腹感的食物，比如全麦制品、新鲜果蔬、酸奶以及一把无盐坚果，这些食物富含复合碳水化合物、蛋白质和不饱和脂肪酸。同时，最好避免喝高糖饮料（知识盒 3）。另一种方法是由美国纽约综合体重控制中心的医生、学者艾尔帕纳·舒克拉（Alpana Shukla）发现的，多年来她深入研究肥胖和减肥，最近她正在研究各种食物的食用顺序对血糖是否有影响。你猜结果是什么？假如你先吃富含蛋白质的食物（比如鸡蛋、酸奶或鲜奶），然后才吃碳水化合物（比如米饭或面包），你的餐后血糖水平会比先吃碳水化合物来得低。如果你患有糖尿病，需要控制血糖水平，那么你可以尝试这个聪明的小技巧。即使你没有糖尿病，这个小技巧也可以帮助你避免因饥饿而暴躁。

知识盒 3 ｜ 吃水果比喝果汁要好

如果出现低血糖，那么你是否会将一杯鲜榨果汁一饮而尽？最好别养成这种习惯，因为它并不像你想的那样健康。液态的食物（比如橙汁）从胃到小肠前段只需要 10 分钟，而固态的食物（比如橙子）则需要 1 个多小时。当喝果汁时，我们可能在短时间内吞下了大量的糖。一杯鲜榨橙汁含有相当于 3 ～ 4 个橙子的果糖量。假如你是吃橙子而不是喝鲜榨橙汁的话（通常你只会吃 1 ～ 2 个橙子，而不是 4 个），你同时还会吃下其他的营养物质，尤其是膳食纤维，人体消化这些营养物质都需要消耗能量。膳食纤维还会使果糖逐步地、更加缓慢地释放，从而避免了突如其来的高血糖水平所带来的不利冲击。同时，固态的食物也更容易让人产生饱腹感，使人感到满足。

假如你无法抗拒思慕雪，那么可以往里面加点儿香蕉或者希腊酸奶。这些食物会使思慕雪变得浓厚，从而使它在你的肠胃里多停留一会儿，这样，你的身体就有足够的时间来分泌能使你产生饱足感的激素。酸奶尤其容易让人产生饱腹感，因为它含有大量蛋白质，并且相对来说热量较低。

说起能在最短时间内提供最多热量的食物，巧克力牛奶是当之无愧的第一名，因为它集高热量的脂肪和糖类于一体，并且还是液态的食物。

摄入的脂肪是如何被消化的

现在，来看一看一餐中所含的脂肪是如何被我们的身体消化的。之前我们提到过，脂肪是由 3 个脂肪酸分子加 1 个甘油分子形成的甘油三酯所构成的。一顿富含脂肪的饮食可以由不同种类的脂肪组成，这些脂肪的区别在于甘油三酯中的脂肪酸分子不同。脂肪酸分子有不同的长度。你也许还听说过"饱和脂肪酸"和"不饱和脂肪酸"。它们的化学结构不同。不饱和脂肪酸存在于水果和种子等食物中，比如橄榄和亚麻籽，还存在于一些鱼类（如鲭鱼、鲑鱼）和坚果中。在常温下较软或呈液态的高脂食物（如油类）也含有较多不饱和脂肪。饱和脂肪酸存在于许多动物食品中，比如肉类和高脂奶酪。通常，人们认为不饱和脂肪酸是健康的脂肪，因为如果你的饮食中含有足够的此类脂肪，那么你患心血管疾病的风险将会大大降低。

假设某天晚上你饱餐了一顿高脂的美食，当这些脂肪终于进入到你的胃里时，它们的消化道之旅仍然很漫长。首先，它们要在肠道里被分解成单个（饱和的或者不饱和的）脂肪酸分子。其次，在进入血液循环之前，这些脂肪酸分子还要经历一次改变。这次改变是非常必要的，因为脂肪酸分子不溶于水。想象一下，当你往煮意大利面的锅里加了一点儿橄榄油时会发生什么。要知道，水油不相容。同理，如果人体不把脂肪酸分子装进特殊的水溶性容器里，那么它们就无法融入血液。这些特殊的水溶性容器就是富含脂肪的大分子球蛋白，它们能在血液中运输大量的脂肪酸。

这些大分子球蛋白通过血液循环，将脂肪酸运送到需要额外能量的组织和器官中，尤其是肌肉和脂肪组织。

当餐后血糖水平升高时，胰腺就会向血液中分泌一种激素——胰岛素。胰岛素不仅参与糖在人体中的分配，还参与脂肪在人体中的分配。胰岛素能激活各种器官中的某种蛋白质，这种蛋白质可以将脂肪酸分子从运输它们的大分子球蛋白上剪切下来。随后，剪切下来的脂肪酸分子在血液中被相应的器官吸收。我们的脂肪组织也通过这种方式吸收大量的脂肪酸。此外，胰岛素还能抑制脂肪组织中脂肪的分解，从而使人体能储存更多的脂肪！

因此，胰岛素可谓脂肪组织的真正帮手。从进化角度来看，它的确是一种生存激素，千方百计地想要增加人体的脂肪储备。需要通过大量注射胰岛素来治疗糖尿病的患者为什么更难以减重，这就是原因之一。胰岛素会将脂肪牢牢地锁在身体中！对于正在采用注射胰岛素的治疗方式但又想要减重的糖尿病患者来说，只有当他们开始改变生活方式（比如少吃、多运动）时，他们才会减少胰岛素注射量，也才会避免血糖水平过低的情况。减少胰岛素注射量也有助于糖尿病患者减脂。当然，这必须在咨询医生之后才能进行。

怎样才算体重超重或肥胖

在当今世界，当食物尤其是垃圾食品触手可及的时候，体脂过剩的风险无时无处不在。那什么样的体脂量称得上是体脂过剩

呢？一个快捷又简单的判断方法就是计算身体质量指数，即 BMI
（知识盒 4）。BMI 与凯特勒指数相似，后者是由比利时人阿道夫·凯
特勒（Adolphe Quetelet）首先提出的。他是充满激情的数学家和
统计学家，希望尽可能地用统计模型来描述人类的特征。1832 年，
他进行了一项关于人类身高和体重的平均比值的研究，发现了体
重和身高的平方之间的关系。在 20 世纪，人们逐渐意识到体重超
重是一个医学问题，并根据一些重要的研究发现确定了 BMI 数值
的参考范围。

BMI 数值在 18.5～24.9 表示健康体重，在 25.0～29.9 表示
体重超重，在 30.0 以上表示肥胖，而超过 40.0 则意味着病态肥胖
或超级肥胖。

知识盒 4 | 什么是体重超重和肥胖

英文中肥胖一词"obesity"源自拉丁语"*obesus*"，字面意思是
"吃多了"（"*ob*"意为过度，"*esus*"意为吃）。据文献记载，肥胖一
词最早出现在 1611 年。体重超重或肥胖是由你的身高和体重的比
值来判定的，我们称这一比值为身体质量指数（BMI）。BMI 的计
算公式是体重（千克）/ 身高 ^{2}（米 ^{2}），单位为千克 / 米 ^{2}（kg/m^2）。
BMI 可以分为以下类别（男女通用）：

BMI＜18.5 kg/m^2　体重过轻

BMI 18.5～24.9 kg/m^2　健康体重

BMI 25.0～29.9 kg/m^2　体重超重

BMI 30.0 ～ 34.9 kg/m^2　一级肥胖

BMI 35.0 ～ 39.9 kg/m^2　二级肥胖

BMI 40.0 ～ 49.9 kg/m^2　三级肥胖或病态（重度）肥胖

BMI ≥ 50.0 kg/m^2　超级肥胖

我们也可以用腰围的大小来区分体重超重和肥胖。对男性来说，腰围超过 94 厘米表示体重超重，超过 102 厘米则表示肥胖；对非妊娠女性来说，腰围超过 80 厘米表示体重超重，超过 88 厘米则表示肥胖。

适用于南亚后裔的 BMI 和腰围的界限要更低一些。

对于南亚后裔来说，用 BMI 和腰围判定体重超重和肥胖的界限要更低一些，这是因为他们通常更容易在 BMI 数值较低的情况下发展出糖尿病等并发症。尽管 BMI 是计算一个人是否处于体重"安全区"的一个很方便的方法，但它有时候也会使人产生误解。比如一个经常健身的人会有很多肌肉，由于肌肉比脂肪重，那么这个人可能会有较高的 BMI 数值，但他的体脂量是正常的。这就是为什么体脂率（你可以通过特殊的扫描、特殊的体重秤或皮褶厚度测试来获取）是反映体脂量的更适当的指标。通常，体脂率过高是指男性体脂率高于 20% 或是女性体脂率高于 30%。然而，这些阈值并非由女性设定，因此对女性来说就没那么严格。女性的性激素在这一差别中起重要作用。

但体脂率并没有完全说明问题，它没有告诉我们多余的脂肪囤积在何处。囤积在腹部的包裹着器官的内脏脂肪比皮下脂肪更有害健康。测量腰围可以向我们提供一些关于脂肪分布的信息。男性的正常腰围在 74 ～ 94 厘米，而女性的正常腰围在 68 ～ 80 厘米。同样地，对于南亚后裔来说，正常腰围的范围要小于上述范围。不幸的是，腰围在诊疗室中并不是常规检查项目，我们（医生、护士和政策制定者）仍旧使用 BMI 作为体重超重的指标。如果我们以 BMI 作为参考，根据世界卫生组织的统计，全世界有 39% 的成年人体重超重，有 13% 的成年人是肥胖患者；在 5 ～ 19 岁的孩子中，有 18% 体重超重。

体重超重是如何发生的

体重超重与各种健康风险相关，因此人们设立了大量研究项目，并试图寻找战胜体重超重的新方法（比如药物）。我们将在第十章讨论更多的细节。不过，为了有效应对体重超重，我们首先需要了解它究竟是如何发生的。体重超重的基本原理看上去非常简单：当在较长的一段时间内，你所摄入的能量超过了你所消耗的能量（比如你连续多年每天多吃一块饼干，最终就会导致体重超重），你的体重就会增加，并且最终变成超重。但它又没那么简单，许多因素都会导致我们增重，或者使减重变得非常困难，这也就是有的人更容易体重超重的原因。谁还没有一个总是节食但从未减肥成功的朋友呢？为什么有的人看起来可以随心所欲地吃喝，也不怎么运动，但身材就是能保持得像铁轨一样纤细？现在，我们应该已经很明确了，体重超重的原因非常复杂，这是显而易见的。就像我们将会在本书接下来的各个章节里看到的那样，许多因素都会影响我们的脂肪，除了胰岛素之外，还有其他的一些激素，例如甲状腺激素、皮质醇（一种压力激素），以及性激素（包括雌激素和睾酮），而这仅仅是一小部分能影响人体脂肪的激素。

脑也是其中的一个影响因素。我们的脑与身体其他部分有着千丝万缕的联系，使得我们可以说话、咀嚼、骑车、欢笑以及哭泣。它决定着我们的情绪，也同样与我们的脂肪组织紧密相连，并通过神经进行直接沟通。脑中有负责记录人体的其他部位是否需要额外能量的特殊脑区，如果这些部位有需要，脑就会直接向脂肪组织发出指令，将其中的脂肪分解成脂肪酸后再释放进入血液。假如你体内的燃料不足，脑也会发出信号，使你觉得更加饥饿。有些人的这些脑区受到了损伤，这使得他们的脂肪组织尽其所能地保留储存在其中的甘油三酯，从而导致脂肪几乎无法被利用；或者，使得他们总是感到极度的饥饿。这些脑区的损伤总会导致体重超重。因此，与一些人的看法相反，体重超重不总是仅仅因为吃得太多或缺乏锻炼造成的。但遗憾的是，体重超重可耻的观点仍旧存在，这一观点认为体重超重总是个人自身的错误，是因自身的软弱才任由事态发展至此的。

关于健康饮食的建议

健康饮食应当包括碳水化合物、蛋白质、脂肪。近年来，关于"有效减重饮食"和"健康饮食"的书籍的数量似乎远胜其他任何主题的书籍。那么，我们在日常饮食中是否应该摄入大量的脂肪和少量的碳水化合物，或者大量的碳水化合物和少量的脂肪？对于这个问题，我们似乎都有些迷失了方向。

让我们先来聊一聊历史。在 20 世纪七八十年代，有些国家的政府强烈鼓励人们在日常饮食中尽可能地避免摄入脂肪，他们还将肥胖、糖尿病以及癌症都归咎于过量脂肪的摄入。对于这些病症的成因，近些年来出现了一种截然不同的看法——碳水化合物而不是脂肪，才是致病的元凶。于是，目前建议的侧重点是鼓励人们将碳水化合物从日常饮食中除去。对于这两种不同的饮食建议，我们应该怎么做呢？

让我们从这个不怎么让人满意的结论说起：这世上根本没有一个人人皆宜的最优饮食方法，因为每个人都是不同的。在未来，我们可能会走向个性化饮食，这种饮食方法基于个人需求甚至是遗传背景来调整适合你个人的脂肪、碳水化合物、蛋白质的数量和种类，但目前我们还做不到。我们发现，人们有时候用近乎虔诚的热情来赞美某些饮食方法，假如一种饮食方法对他们自己或他们的邻居很有效，他们就会认为这种饮食方法对所有人都有效。事实上，有些人的确会从中受益，也有些人会从另一种完全不同的饮食方法中受益，而对另一些人来说，饮食方法完全不起作用。

美国斯坦福大学的研究人员发表了一项重要的营养学研究，使我们对此有了更深入的了解。在该项研究中，他们将 609 名未患有糖尿病但体重超重或肥胖的男性和女性随机分为两组，一组进行低碳水饮食，另一组进行低脂饮食。在为期 12 个月的实验中，实验对象参加了 22 次关于他们的饮食方法、运动锻炼、情绪健康以及行为变化的小组会议。实验结果表明，两种不同的饮食方法对减重而言并没有差别，低碳水饮食组和低脂饮食组人均减重都在 5 ～ 6 千克。使人感到震惊的是个体差异，在每组内，有人减掉了 30 千克体重，而有人却增重了 10 千克！类似的研究表明，只要基础饮食方法是健康的，其他细节其实无关紧要。两组所采用的基础饮食均含有尽可能多的蔬菜和尽可能少的添加糖、精面制品以及加工食品。

我们知道，某些疾病对特定饮食方法的反应更好。糖尿病或糖尿病前期[①]患者会从低碳水但含有适量脂肪和蛋白质的饮食中获益，正是因为这类人群不能很好地利用碳水化合物。但是，就像我们提到的那样，你摄入的脂肪的种类也很重要。饱和脂肪可以使低密度脂蛋白水平升高，从而导致患心血管疾病的风险升高。因此，专家建议人们用富含不饱和脂肪的食物代替富含饱和脂肪的食物。这与世界卫生组织的常规饮食建议是一致的。通常，一个人每天需要吃足够的蔬菜和水果，还有脂肪，而且绝大部分脂

---

① 译者注：血糖水平异常但未达到糖尿病诊断标准。

肪应当是不饱和脂肪。你应当每周选择吃一种白肉（如禽肉）以及富含油脂的鱼类（如鲭鱼和鲑鱼）；只能限量吃一些加工肉类，因为它们高脂、高盐；经常吃一把无盐坚果、一些豆类；每天吃奶制品，因为它们可以提供蛋白质和其他营养；选择吃全麦面包、糙米和粗粮面；试着尽量少喝含糖饮品和含酒精饮品，多喝水和无糖的茶、咖啡。你可以从世界卫生组织官网上关于健康饮食的专题中获取更多信息。如果你每天摄入的能量不超过你所能消耗的能量，那么这些建议很可能会给你的体重和新陈代谢带来积极、正面的影响。

第三章

脂肪激素才是关键所在

第三章　脂肪激素才是关键所在

○ ● ○

永远饥饿的女孩：凯伦的故事

凯伦是一个快乐的 6 岁小女孩，来自幸福的四口之家，她的父亲名叫凯文，母亲名叫伊龙卡。凯伦喜欢玩游戏，特别是在户外玩游戏。然而，她却是家庭中唯一一个体重超重的成员（图 4）。她的体重高达 40 千克，而一个 6 岁孩子的正常体重应该仅仅是这个数字的一半，而且她一直感到饥饿。

凯伦出生后不久，母亲伊龙卡就发现女儿有点儿不对劲。"凯伦小时候经常无缘无故地哭闹，只有在吃东西的时候才会安静下来，然后不一会儿就又开始哭闹。我们常常感到绝望。尽管我们已经很小心地不给她吃太多东西，但凯伦的体重还是增加得很快，有时候一个月能增加 4 千克！人们常常说她看上去'被喂养得很好'。我曾一度无法忍受听到这种评论。我觉得凯伦好像哪里出了问题。我们给她吃的食物就那么少，但她的体重怎么可能增加得那么快。有段时间，我每周都会去威尔婴儿诊所，因为我担心凯伦会撑破自己的皮肤！我每天都在日记中记录她在什么时候吃了多少东西。"

· 43

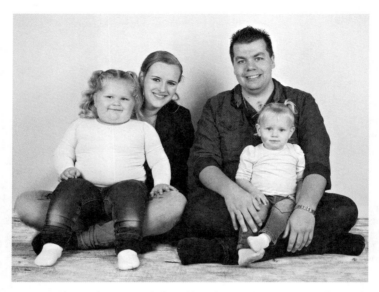

图 4　凯伦（图左），照片拍摄于她 4 岁时。她一直感到饥饿，体重不断增加

　　在凯伦 6 个月大的时候，伊龙卡给医生们看了她的日记。凯伦的体重令他们警觉，于是他们介绍伊龙卡带凯伦到一家大学的附属医院就诊。"我多么希望医生可以找到一个答案，如果能使凯伦痊愈就更好了！不过，不幸的是，事情不像我想象的那样简单。凯伦首先接受了儿童肥胖最常见病因的检测，比如甲状腺功能减退（俗称"甲减"）检查。但是结果显示她一切正常。随后，医生提取了凯伦的遗传物质，用于检测罕见的肥胖病因，但还是什么发现都没有。我开始感到绝望。凯伦 1 岁半时，虽然在按照一位营养学家制订的饮食计划进行节食，但她的体重已经达到 26 千克了。这个饮食

计划规定了凯伦每2～3小时可以通过一小份食物摄取少量热量。"

虽然伊龙卡分毫不差地执行了女儿的饮食计划，但这并不容易，在此期间，她很难和凯伦好好相处。"凯伦只在她刚刚吃过东西后才会满足，随后她就开始使性子、发脾气，她想要更多的食物！我发现自己进退两难。我不给她食物是为了她好，但是作为母亲，这让我感到十分心疼。与此同时，我的日子变得越来越艰难。每天带她出去散步的时候，我要面对路人打量的目光。我知道他们在想什么！有时候，他们甚至会大声说出来。有一次，凯伦正在吃一片黄瓜，我听见有人嘟囔'吃，还吃，干脆用吃的把这孩子填满得了'，或者人们相互低语，说我是个不称职的母亲，儿童福利办公室应该介入此事。一开始我还试图为自己辩解，后来我已经无力再继续坚持下去了。结果，有一段时间我几乎足不出户，并开始自我怀疑：这可能真的是我的错。"

凯伦2岁的时候住了2周院，以便医生评估到目前为止肥胖是否对她造成了任何明显的不良后果。幸运的是，她没有患上糖尿病，但她的肝脏上却有脂肪浸润，血液中的胆固醇水平也过高。"之后，我们更加有动力，想要尽我们所能把凯伦变得健康、正常，但这在实际生活中主要意味着要剥夺她的食物。我们变得越来越有创意，想方设法让凯伦明白她什么时候可以吃东西，以及可以吃哪些东西。比如我们做了一个钟表，在表盘的不同数字上放置了不同食物的图标，然后告诉凯伦到哪个时间可以吃哪种食物（比如水果或三明治）。这有助于安抚她。同时，我们也继续为她做病因的检测。随后，在凯伦 2 岁半的时候，我们接到了那通梦寐以求的电话。临床遗传学专家米克·范哈尔斯特（Mieke van Haelst）和小儿内分泌学专家艾瑞卡·范登阿克（Erica van den Akker）发现了凯伦的病因：凯伦体内缺少一种名为瘦素的激素的受体，这导致了她的脑不断地发出信号，告诉她她饿了！"

○ ● ○

瘦素：产生饱足感的决定因素

凯伦的极度肥胖颠覆了她和家人的生活，而造成这一系列后果的是她遗传物质 DNA 上的一个单一"错误"，或者说突变。这种肥胖被称为单基因肥胖。我们的 DNA 上含有编码蛋白质的基因，能编译人体所含的全部蛋白质，比如能够组成我们肌肉和眼睛的那些蛋白质。DNA 突变会导致畸形蛋白质的形成，从而导致疾病（比如某些肌肉疾病）的发生。凯伦的基因突变就正好发生于编码瘦素受体蛋白的基因中。对于凯伦而言，这种突变不仅导致食欲增强，还导致静息代谢减弱。这是一个非常糟糕的组合，使得凯伦在极度饥饿的时候却只能摄取低于平均水平的热量。

然而，不是所有食欲旺盛的人都有这种突变。事实上，它非常罕见。在荷兰，我们已知仅 6 名儿童携带这种突变。据报道，在全球范围内，携带这种突变的病例数为 88 例，其中 21 例来自欧洲。我们和从事肥胖研究的学者奥兹埃尔·阿布依（Ozair Abawi）、洛特·克莱恩德斯特（Lotte Kleinendorst）研究了超过 77 000 名欧洲人的基因组，通过计算，得出如下结论：在欧洲，至少应有 998 人患有瘦素受体功能缺陷。然而，绝大多数瘦素受体功能缺陷患者从未得到确诊！

尽管非常罕见，但这种基因突变和它所造成的后果却使我们更加清晰地认识到脂肪是如何参与人体功能调控的。随之而来的，是一系列具有突破性的新发现。这些突破性新发现背后的漫漫科研长路非常有趣，我们将对此进行更加深入、更加详尽的介绍。

让我们回到 20 世纪 40 年代。那时，在美国缅因州巴尔港小镇上的一个大实验室里，有一群研究人员为了做动物实验而大量繁殖小鼠。这些小鼠有着相同的遗传背景，所以它们的 DNA 也是一致的，就像同卵双胞胎那样。因此，在进行医学实验时，比如测试某种药物时，这些小鼠对被测药物的反应也基本上是一样的，因此测试结果的不同就能非常直观地显示出药物的效果。

但在 1949 年夏天，实验室的研究人员发现了一些奇怪的事情。一开始，研究人员发现有一窝小鼠从小就比别的小鼠重，进一步观察发现，这些肥胖小鼠比正常小鼠更懒得动弹，吃的却要多得多。其中一只小鼠甚至饿到摊开四肢趴在笼子里，把头埋进装食物的碗里，这样它一整天都能吃个不停。奇怪的事情就此发生了！研究人员推测，这些小鼠的遗传物质一定是发生了突变，于是他们决定从这些肥胖小鼠及其体型正常的父母身上提取 DNA 进行比对。果然，这些肥胖小鼠的 DNA 序列在某个位置和正常小鼠不同，出现了突变。这一突变被命名为"*Ob*"（意为肥胖，"*Ob*"是英文肥胖一词"obesity"的前两个字母）。这一基因突变对肥胖研究至关重要，因为在那时（到 20 世纪 50 年代初为止），人们对肥胖是如何发生、发展的还知之甚少，而这一基因突变的发现是否会揭开其中的一个谜题呢？研究人员迫不及待地想要得到答案。巧合的是，另一些研究人员此时发现了一个非常神奇的脑区——下丘脑，这个脑区（我们将在第五章详细讲述）似乎负责使人在吃完一餐后产生饱足感。假如小鼠的这一脑区被损坏，那么它们会因为再也无法感到饱足而一直处于饥饿状态，最终变得肥胖。与此同时，英国科学家肯尼迪（Kennedy）和哈维（Hervey）提出了一个假说：脂肪组织可能会产生某种激素（知识盒 5）并将其释放到血液中，这种激素通过与位于脑中饱足感中心的激素受体相结合，从而使人产生饱足感。这是一个非常前沿的理论，因为在此之前，人们一直认为脂肪组织只是用来储存脂肪的。肥胖基因的发现和这个假说的提出是否有关联呢？这个问题很值得深入探讨，因为不久后，还是在巴尔港的那个实验室里，另一个种系的一窝小鼠出生了，它们也是从小就肥胖，并且食欲极其旺盛。与之前 *Ob* 种系的肥胖小鼠不同，这些小鼠很早就患上了糖尿病。于是，发生这一突变的基因就得名为"*Db*"（意为糖尿病相关，"*Db*"是英文糖尿病一词"diabetes"的缩写）。

知识盒 5 | 激素是什么

激素是由内分泌腺分泌到血液中的化学物质，可以作为信使，远距离地在人体内造成影响。这种影响是通过激素与目标器官上的激素受体结合来实现的，进而会引起目标器官内的一系列反应，比如脂肪燃烧加快。激素与激素受体的结合就如同一把钥匙插进了与之相配的锁中。甲状腺、肾上腺和垂体都能分泌激素，甲状腺激素就是其中一种。其他器官，比如我们的心脏和脂肪也能产生并分泌激素！

随后，在 20 世纪 60 年代末，*Ob* 基因和 *Db* 基因的功能得到了彻底的研究。受限于当时的科学技术水平，为了确定 *Ob* 基因和 *Db* 基因突变的影响，研究人员精心设计了一个相当令人毛骨悚然的实验：将一只正常小鼠的供血系统和一只 *Ob* 小鼠的供血系统连接起来。这项全新的、将两个活物通过供血系统连接起来的技术称为"异种共生"——两个个体共享一个血液循环系统，就好像连体婴儿那样。接下来发生的事情就万分神奇了，*Ob* 小鼠开始吃得越来越少，体重也逐渐减轻，直到 *Ob* 小鼠和与它连体的正常小鼠一样瘦为止。

从这个实验中，我们可以得出以下几个结论。很明显，*Ob* 小鼠的血液中缺乏能产生饱足感的物质。然而，当通过技术手段将它与一只正常小鼠相连，共享一套血液循环系统后，这种情况发生了改变。显然，正常小鼠可以产生这种物质，并通过血液将这种物质传递给 *Ob* 小鼠。结果，从与正常小鼠相连的那一刻起，*Ob* 小鼠就会开始减掉大量体重。

研究人员还做了另一个实验，将 *Db* 小鼠的供血系统与正常小鼠相连。这时，与上一实验结果完全不同的结果出现了！正常小鼠迅速消瘦，并在 50 天内因饥饿而死亡。我们一会儿会详细阐述出现该现象的原因。不过，*Db* 小鼠完全没有受到影响，它没有减重，仍旧大量进食。这提示我们，与 *Ob* 小鼠不同，*Db* 小鼠对正常小鼠血液中的未知物质具有抗性。

直到 1994 年，研究人员才搞清楚了存在于正常小鼠血液中的这种未知物质究竟是什么，以及它是从哪里产生的。这种物质与能在正常小鼠脂肪中大量生成，而在 *Ob* 小鼠脂肪中完全无法生成的一种激素有关，这意味着 *Ob* 小鼠缺乏这种激素。后续实验表明，当将这种激素注射到 *Ob* 小鼠体内后，*Ob* 小鼠会减少对食物的摄取，体脂也随之减少。你可以认为 *Ob* 小鼠身上由于基因突变而引起的病症已经被"治愈"了。人们将这种激素命名为"瘦素"，英文为"leptin"，源于希腊单词"*leptos*"，意为纤瘦的。随后，瘦素成了第一种被证实由脂肪产生的激素。

不过，那个含有 *Db* 基因的 DNA 片段又有什么作用呢？原来它编码了瘦素受体。我们之前已经解释过，激素只有与它的受体结合才能发挥作用（知识盒 5），就像你的钥匙只有插进了你家门锁的锁眼中才能打开你家的大门一样。说到瘦素，也是同样的道理。这些瘦素受体分布在人体的不同部位，包括脑中的饱足感中心。Db 小鼠可以生成瘦素，事实上，它可以生成大量的瘦素，因为它的脂肪非常多。但问题是，它的瘦素受体是有缺陷的，因而瘦素无法使 Db 小鼠产生饱足感。这就解释了在将 Db 小鼠与瘦素受体功能正常的小鼠连接起来的异种共生实验中，正常小鼠在与 Db 小鼠相连后迅速消瘦，并在 50 天内因饥饿而死亡这一现象。Db 小鼠血液中的瘦素含量极高，这使得与之共生的正常小鼠胃口剧减，以至于饿死。因此，就像你所看到的那样，在繁殖小鼠时，研究人员高度集中的注意力带来了具有突破性的发现：原来，瘦素是产生饱足感的决定因素。

为什么总觉得饿，减肥也总失败

在小鼠实验之后，接下来要思考的问题当然是小鼠实验的结果对人类有什么意义。在发现瘦素后不久，科学家们对来自巴基斯坦同一个家庭的两名肥胖儿童进行了研究。和凯伦还有肥胖小鼠一样，这两个孩子从小就不知餍足，一直处于饥饿状态，体重严重超重。检测结果显示，他们血液中瘦素的含量低得几乎检测不到。就像美国的那些 Ob 小鼠一样，这两个孩子出现了一种罕见的 Ob 基因突变，因此他们的脂肪无法生成瘦素。这终于解释了为什么长久以来有些人有无休无止的饥饿感，以及始终在和减重做徒劳无益的斗争。

对于研究肥胖的学者来说，激动人心的时刻来临了。1998 年，作为科研新人，笔者参加了由美国糖尿病协会在芝加哥举办的一次会议。在会议中，来自英国剑桥大学的史蒂芬·奥拉里（Stephen O'Rahilly）教授作为研究项目的领头人之一，讲述了从两名巴基斯坦肥胖儿童身上发现瘦素缺乏症的过程。奥拉里教授以"他们正在用人工合成的瘦素治疗两名儿童中年龄较大的那个 9 岁女孩"作为结束语。尽管当时他无法透露更多的结果，但他嘴角噙着的一抹顽皮微笑，激起了与会众人极高的期待。满是学者的会议大厅里，气氛热烈极了。我们终于找到治疗这种罕见肥胖的方法了吗？

1 年后，答案揭晓了，瘦素疗法成功了！奥拉里和他的科研团队在顶级期刊《新英格兰医学杂志》（*New England Journal of Medicine*）上发表了这一研究成果。在文章中，他们介绍了那个女孩如何在一年内减掉了超过 16 千克的体重，而在此之前她的体重有增无减。这对肥胖学界来说无疑是一个革命性的消息：不论是小鼠还是人，这种由于基因突变造成的病态肥胖都可以通过瘦素成功治疗。

其他不能自我产生瘦素（又称"瘦素缺乏症"）的患者，在得知瘦素治疗有效的消息后也都欣喜若狂。治疗开始后不久，他们就注意到了显著的变化：无休无止的饥饿感消失了，他们吃得少了，体重也开始减轻。几年后，他们在人群中不再引人注目，体重也接近正常。全世界有超过 30 名瘦素缺乏症患者得到了成功的治疗，避免了可能伴随其一生的肥胖以及由肥胖并发症导致的过早死亡。

在凯伦的故事中，结局还有所不同。遗传检测结果显示，她可以生成正常水平的瘦素，但她缺乏瘦素受体，就像 *Db* 小鼠那样。虽然从表面上，她和瘦素缺乏症患者没什么区别（表现为极度饥饿和肥胖），但在本质上他们仍存在着极大的差异。凯伦的母亲也清楚地意识到了这一点。因为凯伦体内没有瘦素受体，在瘦素受体缺失的情况下，瘦素疗法就不起作用了。目前，对于凯伦这样的患者还没有有效的治疗方法，患者能做的只有尽可能地少吃以及与自身的饥饿感抗争。

还有一些新药试图绕过瘦素受体，通过另一种受体使人产生饱足感。初步的研究结果看上去很有前景，但时间会告诉我们这些药物是否能帮助凯伦。

过去的这几年对凯伦而言喜忧参半。她的妈妈说："凯伦是个很听话的小女孩，她很清楚自己能吃什么，不能吃什么。在生日派对上，她很顺从地吃苹果，而其他小朋友则在吃各种薯片。偶尔，她也会因为在两餐之间没能得到额外的食物而沮丧。我们要面对日常生活中的许多琐事。凯伦的鞋子是特制的，因为她的脚很大。正常的夹克衫对她来说也不合身，我需要买大几号的，再把袖子改短。凯伦和她的妹妹一样，也很喜欢穿漂亮的裙子，但裙子不适合她，因为她的肚子很大。最近，她有一次发现自己陷入了苦恼的境地。当时，我们正在一个游乐场里，凯伦和其他孩子一样钻进了一辆小汽车中玩耍。当玩耍时间结束时，所有人都要快速地从车中出来，但她被卡住了，凯伦出不来！这使我十分伤心。幸运的是，在小学里，大家完全接纳了凯伦，她也交到了许多朋友，但我很担忧她上中学后会发生什么。我衷心地希望有一种药物能尽早面世，这样她就不用一辈子都与肥胖斗争了。"

瘦素是减重神器吗

现在，我们知道了脂肪会产生一种叫瘦素的激素，凯伦的故事也告诉我们瘦素和瘦素受体功能的正常发挥是多么重要。当瘦素与脑中的瘦素受体结合时，就产生了饱足感，使你在吃完一餐后不再感到饥饿，所以瘦素也是一种饱足激素。研究还表明，瘦素也有助于加速体内脂肪燃烧，因此瘦素也经常被称为"抗肥胖激素"，但这并不是瘦素的生物学功能。瘦素主要的生物学功能是告知人体（主要是脑）体内储存了多少能量，所以瘦素是作为"脂肪感应器"存在于人体内的！

脂肪细胞生成的瘦素量是与脂肪细胞内储存的脂肪量成正比的，这非常巧妙。因此，脂肪越多，脂肪细胞生成并分泌到血液中的瘦素就越多。脂肪越多的人，血液中的瘦素水平也就越高。瘦素这个脂肪感应器十分重要。假如人体内储存的脂肪很少（从而使血液中的瘦素水平很低），那么位于脑中饱足感中心的瘦素受体将持续接收到较弱的信号，对此，人体将采取措施以增加脂肪的储存，你就会感到更加饥饿！

起初，当瘦素被发现的时候，科学家们认为找到了减重的"神器"。想必很大一部分肥胖患者都无法产生足够的瘦素，这意味着他们通常很难有饱足感，吃的也比身材苗条的人要多吧？此后不久，科学家们在不同人群中进行了瘦素水平的检测。你猜结果是什么？肥胖患者的瘦素水平几乎总是非常高的！事实上，当你知道瘦素水平与一个人的脂肪量成正比之后，这个结果并不出人意料。那么，瘦素水平更高的肥胖患者究竟为什么通常需要花费更长的时间来获得饱足感呢？这是由一种被称为"瘦素抵抗"的现象造成的。很多因素，包括炎症反应，都可能引起瘦素抵抗，它通常伴随肥胖发生（我们将在第四章更详细地讲述这一点），后果是瘦素通过与其受体结合来传递信号的能力减弱，从而使食欲无法得到有效的抑制。换言之，即使瘦素水平很高，你也会感到非常饥饿。

那么，人工合成的瘦素是否还有助于肥胖患者的治疗？是不是只要瘦素的剂量足够大，就至少还会有些减重效果呢？在20世纪90年代，这种治疗方法被广泛测试，不幸的是，结果令人非常失望。肥胖患者几乎不会减重，或者仅仅减轻了几千克。很显然，瘦素抵抗对肥胖的影响远远超出了我们的预期。

只有在肥胖患者减掉了一定的体重后，瘦素疗法才会获得较好的效果。每个人的体脂量都有各自不同的设定点，即身体努力维持的脂肪量，这相当于一种个人基准。如果一个人的体脂量低于自己的个人基准，那么他的身体就会启动一系列机制以增加体脂，比如减缓新陈代谢，增强饥饿感，尤其是增强对高脂食物的渴望。你一旦瘦下来，就会发现想要维持一个新的体重会变得非常困难，而这就是原因。大多数依靠严格节食来减肥的人对此都十分熟悉。出现这一情况的原因部分来自减重后血液中降低的瘦素水平，而较低的瘦素水平意味着较强的饥饿感。当肥胖患者减掉了自身10%的体重并接受瘦素疗法后，有趣的事情发生了：现在，那些确保体脂量能回到个人基准的机制无法再被激活了，这意味着患者的新陈代谢不会减缓，患者感到饱足的时间延长，对高脂食物的渴望实际上也减弱了，而这些都归功于额外补充的人工合成的瘦素。那么是不是每个人都应该补充瘦素呢？唉，这里我们不得不给大家泼泼冷水了，因为瘦素是非常昂贵的，只能偶尔用于治疗那些不能自我生成瘦素的患者，比如那名因瘦素疗法而受益良多的巴基斯坦儿童。

脂肪激素还有哪些

瘦素的发现是脂肪研究中的一项重大突破，它说明脂肪不只是一个被动的储存器官，还能分泌一种激素，也许还能分泌更多的、能作用于人体其他部位（包括脑）的激素。因此，在过去的20年间，各个科研团队都铆足了热情，致力于发现脂肪产生的新物质，并且获得了巨大成功！迄今为止，人们发现了600多种此类物质，或者我们称为"脂肪激素"的物质。这些脂肪激素对人体的影响各不相同，但其中大部分激素的具体功能还尚未明确。已知有些脂肪激素是炎性物质，有些影响血压，还有些影响人体对胰岛素的敏感度。也许，不久后就会有新的、令人惊讶的发现来揭示这些脂肪激素的功能。

近来，我们总是喜欢把脂肪看作一个通过分泌脂肪激素来给出各种指令的乐队指挥，它可以对人体内几乎所有器官都施加影响。只要指挥尽职尽责，整个乐队的演奏就会非常和谐。但是请你想象一下，假如指挥不停地给乐队的音乐家下达不同的指令，那么会产生什么后果呢？整个乐队就完全乱套了！同理，当我们的脂肪生病了，我们的身体也会乱套。没错，脂肪也会生病，当它变得体积过大，我们就会变得肥胖。然后，脂肪会过量产生某种脂肪激素，从而导致炎症发生和血压升高，同时也扰乱了抑制食欲、增强新陈代谢的激素发挥作用。

脂联素是紧随瘦素之后被发现的脂肪激素之一，在人体血液中的水平相当高。为了研究脂联素的功能，科学家们培育出了缺乏这一激素的小鼠模型（基因敲除小鼠是用来研究新发现激素功能的一种常见实验动物）。研究结果表明，缺乏脂联素的小鼠对胰岛素（还记得吗？就是能确保糖类在人体中合理分布的激素）较不敏感，因此它们有较高的血糖水平，且处于糖尿病前期。额外补充脂联素的疗法在这些小鼠身上显现出了一些有利的效果：它们对胰岛素的敏感度提高了，血糖水平下降了，患糖尿病的风险也降低了；同时，这些小鼠血液中的炎症反应减轻了，它们患动脉粥样硬化和其他心血管疾病的概率也大大降低了。如此说来，脂联素是一种有益的激素，至少从小鼠实验的结果来看是这样的。

让我们来看看下面这段内容。研究表明，脂联素这种有益的激素在肥胖患者体内的水平要低于它在身材苗条的人体内的水平。此外，血液中脂联素水平较低预示着患糖尿病和心脏病的风险较高。不幸的是，我们还不清楚为什么脂联素在肥胖患者体内的水平较低。不过，研究者对"使体内脂联素的水平升高是有益的"这一观点是赞同的。那么，我们怎样才能使体内脂联素的水平升高呢？一种办法是减重。大量研究表明，减掉10%的体脂会使血液中的脂联素水平骤升。此外，一些药物，比如降低胆固醇水平的药物和治疗糖尿病的药物，也能间接地使脂联素水平升高。然而，目前还无法直接对肥胖患者进行脂联素补充治疗，因为脂联素的效果是暂时的，而且激素的制作成本非常高昂。科学家们通过大量研究试图找到可以直接与脂联素受体结合的药物，这种药物会产生与血液中脂联素水平升高相类似的效果。虽然初步结果看上去很有希望，但要用于临床上治疗肥胖，还有相当长的一段路要走。

体脂的多少影响生育吗

脂肪激素还给我们带来了更多意想不到的事，我们就以下面这个故事作为切入点。麦吉 13 岁，是一个酷爱体操的运动员。她每周训练 24 小时，放学后以及周末都有训练。体操是她所热爱的项目，对她来说，为了体操而把其他所有事情都放在一边并不是难事。这与她的双胞胎姐妹艾芙琳形成了鲜明对比。艾芙琳的兴趣爱好和麦吉完全不同，她喜欢看电视剧、化妆，以及所有一切不涉及运动的事。尽管麦吉与艾芙琳是双胞胎，但她们看上去非常不同。体操运动员麦吉比她的双胞胎姐妹艾芙琳要矮十多厘米，也苗条很多。麦吉的胸部还没有发育，月经也没有来，而艾芙琳则在刚要满 12 岁时初潮。众所周知，高水平的年轻体操运动员比大多数同龄人要矮且身量轻巧，这种情况甚至可以被称为"生长延缓"。生长延缓的影响有时是深远的，受影响的人甚至永远都无法长到自然状态下原本应该达到的成人高度。此外，高水平体操运动员的体脂率都较低，这是食物摄取不足和高强度的训练导致能量消耗过大等原因造成的。更令人惊讶的是，高水平体操运动员的初潮普遍来得较晚。一般欧洲女孩的初潮年龄多在 12.5 ～ 13.5 岁，而高水平体操运动员的初潮年龄在 14.3 ～ 15.6 岁。这是什么原因造成的呢？

　　20 世纪 70 年代，这个问题引起了美国生物学家罗斯·弗里希（Rose Frisch）极大的兴趣。弗里希发现体脂较少的女孩，尤其是运动员或厌食症患者，初潮都比较晚，生育能力也较弱。通过仔细研究大量女孩的身体情况，她表示，体脂率至少要达到 17%，女孩才会开始来月经。如果成年女性运动员的体脂率较低，那么会引起闭经，后果可能是难以怀孕。罗斯·弗里希几乎可以准确地告知女运动员们必须增加多少体重才能恢复生育能力。她的儿子亨利·弗里希（Henry Frisch）后来提到，有些女运动员非常感激他母亲，她们还给自己的女儿起名为"罗斯"。直到今天，我们仍受益于罗斯·弗里希的研究成果。当一位女性因不孕不育向医生求助时，如有必要，医生会测量她的身高和体重以确认她是否体重过轻，如果她确实体重过轻，那么医生会询问她运动的强度。

亲吻素：性成熟的开启者

　　从进化学的角度来看，体脂较少与不孕不育之间的联系是相当符合逻辑的。假如你的能量储备较少，你的身体将不足以孕育一个后代，因为怀孕需要耗费大量的能量。不过，体脂与生育能力究竟有什么关系呢？在很长一段时间内，人们对此都知之不详，直到瘦素被发现。研究表明，*Ob* 小鼠，就是我们本章开头所提到的无法自我生成瘦素的小鼠，是无法繁殖后代的。给这种小鼠额外补充瘦素进行治疗，不仅能抑制其食欲，还能使其恢复繁殖能力。突然之间，拼图的许多碎片都仿佛找到了自己的位置，我们也慢慢地拼凑出了事实的真相。瘦素——人体的脂肪感应器，不仅将体内的脂肪储备量告知于脑，还与脑中影响生育的中心相连。假如脑中的这个生育中心无法发送正确的信号，即瘦素水平不足时，女性将不会排卵，从而无法受孕，同时还会发生闭经。

在第二章娜塔莉的故事中，也有同样的情况。娜塔莉患有脂肪代谢障碍，由于她几乎没有皮下脂肪，无法生成足够的瘦素，因此她的月经周期非常不规律。反之同理，假如一个女孩有较多的体脂，就会生成大量瘦素，促使她较早地初潮。的确，体重超重的女孩通常在年纪尚幼的时候就初潮了。

为了弄清楚瘦素究竟是如何与脑中的生育中心相关联的，科学家们进行了大量的研究，他们认为这两者可能是通过"中介"——脑中的一些介导物质相关联的。其中的一种关键介导物质有个非常浪漫的名字，叫作亲吻素。亲吻素控制着青春期发育在何时开始，你可以称它为"性成熟的开启者"。假如人体内有足够的脂肪储备，瘦素就会促使亲吻素生成，并随之启动脑中的生育中心。缺乏亲吻素的人，血液中的性激素水平也较低，青春期发育也开始得较晚。过量的亲吻素会导致青春期发育开始得较早（早熟）。因此，假如你是个女孩，又碰巧运气不佳，那么你可能在 8 岁而不是 11 岁的时候就开始胸部发育。亲吻素有时也被称为"巧克力激素"，这是因为亲吻素是在 20 世纪 90 年代中期由美国宾夕法尼亚州好时镇的科学家发现的，而好时镇是风靡美国的巧克力——好时之吻（Kisses）的故乡。

　　瘦素在孕期也起着重要作用，巧合的是胎盘也会分泌瘦素。此外，在孕中期，孕妇会出现类似于肥胖所导致的瘦素抵抗的情况：尽管血液中的瘦素水平很高，但并不起什么作用。这也许解释了一个众所周知的现象——孕妇容易暴饮暴食（所以孕妇不必为此感到羞愧），其实孕妇额外囤积的脂肪储备是为了使宝宝在出生后能得到充分的喂养。因此，母亲的脂肪对新生儿来说也是十分关键的。

　　现在很明确了，我们不再将脂肪视为一个简单的储存器官。相反，它很聪明！通过分泌几百种不同的脂肪激素，我们的脂肪可以影响其他几乎所有器官，包括脑。假如我们的脂肪有体积缩小的危险，那么它会通过瘦素的释放量变化来告诉脑：需要摄取更多的食物。同样，假如怀孕会耗尽我们剩余的脂肪储备，那么我们的脂肪同样会通过脑发出指令，使我们避免受孕。这些激素使我们的脂肪成了一个了不起的、能随机应变的器官，但就是这位"指挥大师"，有时也会犯迷糊。当脂肪体积过大，比如造成肥胖时，脂肪激素的分泌就会受到严重干扰，并导致一系列疾病的发生。

第四章

脂肪过多有哪些危害

○ ● ○

过量的脂肪会致病：罗伯的故事

罗伯今年 65 岁，是一位退休的教育专家，有两个孩子和两个孙子。他兴趣爱好广泛，日子过得很充实。他经常骑摩托车、驾驶帆船出海、做义工，以及参加一切他所热爱的活动，而且兴致勃勃、乐此不疲。但生活不总是这样一帆风顺的。"在还不到 40 岁的时候，我从来不在意自己吃了什么或者吃了多少，我总是很享受外出用餐，并在餐后与朋友们聊天。我对自己的身材也很满意。但随后，我遭遇了一些挫折，包括失业、离婚。那段日子很煎熬，我受情绪影响，开始越吃越多，唯有食物能带给我满足感和安慰。我开始发福，直到几年前，我的体重超过了 110 千克，这对于有 190 厘米身高的我来说，实在是太重了。我变成了真正意义上的'胖子'。几乎所有的脂肪都囤积在我的肚子上，我的肚子看起来就像我父亲的啤酒肚那样。"罗伯为自己身材走样而感到沮丧，但他慢慢地学会了接受这一切。"事情就是这样的。"他很实事求是地说。但他还是时常能察觉到孩子们不认同的目光，他们认为他应该为此付出一些努力。"在内心深处，我确实想要做些什么，但我不知道应该如何做，也没有足够的动力将想法付诸实践。"

不久后，罗伯终于有了努力的动力，因为他的身体开始出现了肥胖相关的症状。"我浑身无力，而且总是感到口渴。我去看了全科医生，结果发现我得了糖尿病。一开始，我通过服药进行治疗，但这些药物有很严重的副作用，比如恶心和腹泻。于是，我就停药了。接下来，我每天都注射胰岛素。"罗伯还患有严重的阻塞型睡眠呼吸暂停低通气综合征，1小时内可能呼吸暂停超过30次。"因此，我醒过来时筋疲力尽，晚上也必须戴鼻罩睡觉。鼻罩是一种能使我保持气道畅通的装置，有助于呼吸更顺畅。这还不够，更糟糕的是，我还患有高血压和高胆固醇血症，为此，必须服用3种不同的药物。"

同时，罗伯的血糖水平持续升高，他必须注射越来越多的胰岛素。"我不得不每年去看眼科医生，以确保我的眼睛仍然是正常的，因为随着时间的推移，我可能会因糖尿病而失明。这是我最大的噩梦，因为我有认识的人在得了糖尿病后几近失明。我很担心我的血糖水平，它还在持续升高。随后，我被转到了一位内科专家处。"虽然罗伯之前已经知道自己需要减重，但现在医生明确告诉他，假如能成功减重，那么不仅胰岛素的注射量能减少，而且他的其他病症，比如阻塞型睡眠呼吸暂停低通气综合征、高血压以及高胆固醇血症都会迎刃而解。

　　罗伯终于充满了干劲儿，决定彻底改变自己的生活方式。在拜访了一位营养学家后，他改善了自己的饮食结构，而且开始经常遛狗，也会尽量走楼梯而不是乘电梯。此外，他还参加了培训，改变了自己的行为方式。归功于这些综合策略，他至少减掉了10千克体重。然后发生了什么呢？"我感到精力更充沛了，胰岛素的注射量也比之前大为减少。我的睡眠呼吸暂停症状也有所好转，这意味着我醒来的时候感觉更神清气爽了。不过，我还没有达到我的目标——我希望能够减掉更多的体重，这样我就可以不再服用治疗高血压的药物了。每一天对于我来说，仍然是一场艰苦的斗争。比如近几年来，我开始注意到我不常有饱足感了，因此我不得不有意识地努力控制自己的饮食。我仍旧感到饥饿，在吃掉一整盘食物后，还能再轻松地吃掉另一盘。"尽管罗伯的减重之旅还很漫长，其间他会经历各种幸福与痛苦的事情，但他仍朝着既定的目标努力前行。

脂肪也有生命周期

　　过量的脂肪的确使罗伯生病了，而他也绝不是个例。据估计，大约有一半体重超重的人患有一种及以上与体重超重相关的并发症，例如高血压、阻塞型睡眠呼吸暂停低通气综合征、高胆固醇血症、糖尿病。随着时间的推移，绝大多数体重严重超重（肥胖）的患者都会发展出上述病症。为了解过量的脂肪是如何致病的，我们需要更深入地了解脂肪的构成。现在，我们已经知道脂肪组织（器官）是由脂肪细胞组成的，这些脂肪细胞就如同我们在第二章中所看到的那样，像一个个充满脂肪的小气球，而且有500亿之多！不仅如此，我们的脂肪组织中还含有炎症细胞（如白细胞），它们夹杂在脂肪细胞之间，就像"吃豆人"①一样处于待命状态，时刻准备着吞噬病原体，如细菌，使之无法传播疾病。它们还会清除死亡的或功能异常的脂肪细胞，避免脂肪内一片狼藉，并维持器官功能的稳定。假如我们面临严重的威胁，它们就会拉响警报，召集后备部队（更多的炎症细胞）加入战斗。这个警报是通过炎性物质触发的。组织和血液中的炎症细胞都可以分泌炎性物质。炎症细胞非常重要，假如你没有炎症细胞，那么即使是最微小的入侵者，不论是病毒、细菌还是真菌，也都可能是致命的，就像艾滋病患者如果不经治疗，结局总是死亡一样。这是因为艾滋病病毒（HIV）能使一部分炎症细胞失活。不过，不论炎症细胞是多么重要，它们对人体也有不利的一面。比如，它们在脂肪组织中大量聚集的时候，会继续分泌炎性物质，导致大量炎性物质进入血液中，进而产生广泛的影响。我们称之为"亚临床炎症"。因为我们的脂肪虽然没有像溃烂的伤口那样真正地发炎，聚

---

① 译者注：吃豆人是游戏《吃豆人》（PAC-MAN）中的角色，通过吃掉行进路线上的圆点、能量、鬼和增益得分。

集的炎症细胞却在持续地向血液中释放炎性物质和炎症信号。这些炎性物质是关联肥胖和诸多疾病的罪魁祸首之一，它们不仅对心血管系统造成损害，还会进入脑中，使人情绪低落，甚至导致抑郁症。我们之后还会对此进行详细讨论。

除了炎症细胞外，我们的脂肪组织中还含有组成毛细血管血管壁的细胞。这些毛细血管可以为脂肪组织运送葡萄糖、脂肪酸以及氧气。脂肪组织中还含有神经末梢。这些纤细的神经纤维将我们的脑与脂肪组织联结起来，我们的脑可以通过它们向脂肪组织发出指令。最后，脂肪组织中还含有干细胞。这些"原始"的细胞能分化成不同类型的细胞。

当一个身材苗条的人逐渐变得体重超重或者肥胖时，他的脂肪组织会发生神奇的转变，这种转变就从脂肪细胞本身开始。想象一下，我们分别从一个身材苗条的人和一个体重超重的人腹部采样，进行脂肪活检（从活体取下一片脂肪样本进行检测）。假如我们在显微镜下观察这两种脂肪样本，就会发现一系列不同之处。首先，体重超重的人脂肪细胞比较大，因为其中储存的脂肪较多，或许这也不是什么令人惊讶的新鲜事了。其次，体重超重的人常常但不总是拥有更多的脂肪细胞。

很长时间以来，我们认为在人的一生中，脂肪细胞的大小和数量都会发生改变。换句话说，假如一段时间内你的体脂有所增加，那么你的脂肪细胞会变大，脂肪细胞的数量也会增多。假如你随后减肥成功，那么你的脂肪细胞的体积和数量也会随之变小。尽管这一切听上去十分合乎逻辑，但事实证明这个假说是不准确的！在 20 世纪 70 年代，为了验证这个假说，科学家们进行了一项不同寻常的实验，数名身材瘦削、年龄在 20 ～ 30 岁的年轻男性参加了这一实验。在为期 4 个月的实验中，他们首先需要多吃少动来增加体重。在此期间，他们平均增重 10 千克。随后，他们需要少吃多动来减掉之前增加的体重。在他们减重的过程中，科学家们在多个时间点对他们身体不同部位的皮下脂肪进行了活检，结果使人大跌眼镜。当这些男性体重增加时，脂肪细胞只有体积增大，数量却保持不变；当他们随后减重时，脂肪细胞体积缩小，数量仍旧保持不变。后续研究也证实了这一结果。在对通过减重手术减掉了大量脂肪的人群进行术后两年的随访时，医生发现他们体内的脂肪细胞只有体积变小了，数量却保持不变。如此看来，似乎身体中的脂肪细胞数量一旦被确定下来，我们就无法摆脱它们了！

那么脂肪细胞的数量是在何时被确定的呢？瑞典的一个科研团队解答了这一问题。他们从不同年龄段（0 ～ 60 岁）的体脂量各不相同的人身上获取脂肪样本进行活检，并统计这些脂肪样本中所含的脂肪细胞数量。仔细听好了，他们发现脂肪细胞数量在幼年期和青春期时有所增长，到 20 岁左右，这种增长趋于平缓，脂肪细胞的数量保持恒定。显然，幼年期是决定或“规划”脂肪细胞数量的关键时期。一个体重超重的儿童体内的脂肪细胞数量的增长速度，要远远快于一个体重正常的儿童。假如这个孩子一直体重超重，那么他一生都会拥有多于常人的脂肪细胞，并且永远都无法除掉它们。我们的身体非常善于使脂肪细胞数量保持恒定，即使是在通过吸脂手术将脂肪细胞吸出体外后，我们的身体也会使出一个狡猾的小把戏，让脂肪细胞在另外一个部位重出江湖！大量研究显示，在女性中，这类脂肪细胞经常出现在胸部。在接受过吸脂手术的女性中，40%的人胸部都至少增大了一个尺寸。虽然对有些人来说，这是值得高兴的事，但这个现象本身也可以说是非同寻常的。我们的身体里一定有某种系统可以记录脂肪细胞的数量，并在脂肪细胞数量减少时采取行动。实际上，这样的情况一直存在，因为脂肪细胞像人体中其他类型的细胞一样会死亡，而且脂肪细胞会被从干细胞（之前提到过，脂肪组织中所含有的原始细胞）分化而来的新的脂肪细胞所替换。据估计，每年人体中大约有10%的脂肪细胞会被新分化出来的脂肪细胞替换。换句话说，10年后，你的脂肪就会彻底地更新换代了。不过，我们的身体会确保新生的脂肪细胞数量恰好等于死亡的脂肪细胞数量，以维持脂肪细胞总量的恒定。人体是如何精确控制脂肪细胞数量的？这仍是一个未解之谜，但很显然，从进化的角度来说，这是一项非常重要的功能，正因如此，我们才能一直储存足够的脂肪！

那么，从幼年进入成年后，拥有比常人更多的脂肪细胞有哪些坏处呢？很不幸，这会让一个成年人更难以减重并保持苗条身材。因为假如你有较多的脂肪细胞，那么减重后，你的脂肪组织（器官）中就会有大量体积很小的脂肪细胞。脂肪细胞越大，能生成并分泌的脂肪激素——瘦素就越多，而如果是大量体积较小的脂肪细胞，能生成并分泌的瘦素总量则会较少。由于瘦素能抑制食欲，瘦素总量的减少会使你的胃口变得更好，而脂肪燃烧速度却变得更缓慢，一切变化都是为了使脂肪细胞能恢复当初的饱满状态。很不幸，这些都是经常发生的事儿。这也是一名体重超重的儿童很难在成年后变得身材苗条的主要原因之一。

我们的体型与脂肪分布

脂肪组织其实是一个大型器官，它是由能储存脂肪并分泌激素的脂肪细胞组成的一大块整体。但这一表述并不完全正确。脂肪组织还有别的功能，这取决于它分布在什么部位。我们之前提到过，人体中最大的两个脂肪组织的分布区域分别是在腹腔内部以及皮肤下方，腹腔内部的脂肪组织存在于各个器官周围。你也许注意到了，每个人囤积脂肪的部位是相当不同的，由此也有了不同的身材。假如你有很多内脏脂肪，那么你的身材就属于苹果形身材，这种身材在男性中很常见，比如罗伯就是这种身材。假如你的臀部、髋部和大腿上有许多皮下脂肪，那么你的身材就属于梨形身材，这种身材更常见于女性。脂肪也会囤积在身体的其他部位，比如心脏、肾脏甚至是血管的周围，不过囤积的量较少。

脂肪分布的这种差异最早是由法国马赛的一位名叫让·法格（Jean Vague）的医生在 1956 年提出的。他还注意到，内脏脂肪较多的人患糖尿病的风险比髋部和大腿皮下脂肪较多的人要高。此外，后续研究报道似乎提示了髋部囤积的大量脂肪有助于预防糖尿病。这么看来，内脏脂肪的危害更甚于皮下脂肪。这是为什么呢？

内脏脂肪、皮下脂肪，谁的危害更大

腹腔中的内脏脂肪细胞被挤压在各器官之间，因此它们的体积不太可能扩张，它们能储存的脂肪量也较少。这听上去是个好消息，对吧？但事实恐怕并非如此。当脂肪细胞中的脂肪储存量达到上限时，血液中过量的脂肪酸就得另寻他处（知识盒6）。理想情况下，皮下脂肪是个好去处，然而人体还没有进化出一个先进的系统，能自动将它们导向皮下脂肪。相反，它们被转运到人体其他部位，比如肌肉、肝脏和心脏周围。含蓄地说，在这些部位，过多的脂肪是不受待见的。事实上，它们根本就不应该出现在这里。脂肪囤积会干扰这些器官的正常运转，还会破坏肌肉和肝脏中的糖代谢，降低它们对胰岛素的敏感度。胰岛素是一种促使细胞吸收糖类的激素。我们将这种对胰岛素不敏感的现象称为"胰岛素抵抗"。胰岛素抵抗使得器官从血液中摄取的糖分大为减少，造成血糖水平升高，从而促使更多的胰岛素被分泌出来，以应对高血糖水平。长此以往，胰腺将无法分泌更多的胰岛素，最终，血糖水平会升高到危险的程度并引发糖尿病。过多的脂肪囤积在心脏周围也会影响心脏的泵血功能。

知识盒6 | "弹性脂肪细胞"理论

并非所有的脂肪细胞都一样。有些人的脂肪细胞很有弹性，能"随机应变"，而另一些人的脂肪细胞则更僵硬些，也因此能更快地被脂肪填满。你可以把不同人体内的脂肪细胞想象成不同公司生产的气球，充气后，有些能比另一些充得更大。这意味着，脂肪细胞较硬的人，其体内的脂肪更容易溢出，并流向其他器官。因此，这类人更容易患上肥胖相关的并发症，比如胰岛素抵抗和糖尿病。我们将这一理论称为"弹性脂肪细胞"理论，它在很大程度上受到了遗传学的影响。

内脏脂肪的增加会产生巨大的危害，但脂肪扩张到其他部位，同样也会带来问题。这是因为每当脂肪（不论是内脏脂肪还是皮下脂肪）扩张，由结构蛋白形成的脂肪器官结构总会被破坏。脂肪细胞之间也存在着一张完整的血管网络，当脂肪细胞被脂肪充满时，膨胀的脂肪细胞会撑开血管网络。为了维持脂肪细胞的供血、供氧，就需要生成新血管。假如新生血管不足，或者新生血管的过程耗时过久，那么位于中央的脂肪细胞将无法获得足够的氧气。缺氧对脂肪细胞来说是非常有害的，它们会因此相继死亡。这时，炎症细胞——人体内的小"吃豆人"就会出现。死亡的脂肪细胞会引来炎症细胞，就像死尸或腐肉会引来蛆一样。

引人注目的是，当我们比较一个身材苗条的人和一个体型肥胖的人的脂肪时，体型肥胖的人的脂肪中通常含有更多的炎症细胞（图5）。

这些炎症细胞释放的炎性物质会引来更多的炎症细胞。"来吧，伙计们！我们该在这儿干活了！"这个过程既会发生在皮下脂肪中，也会发生在内脏脂肪中。脂肪细胞本身也会分泌炎性物质来应对。然而，这里有个显著的差异，即内脏脂肪细胞会比皮下脂肪细胞分泌更多的炎性物质。这就是内脏脂肪的危害比皮下脂肪更甚的另一个原因。炎性物质的激增会造成很多后果，它们进入血液后，会在肌肉和肝脏等器官中引发胰岛素抵抗，造成血糖水平升高。此外，血管附近的炎性物质会引起血管壁炎症，最终导致心血管疾病。

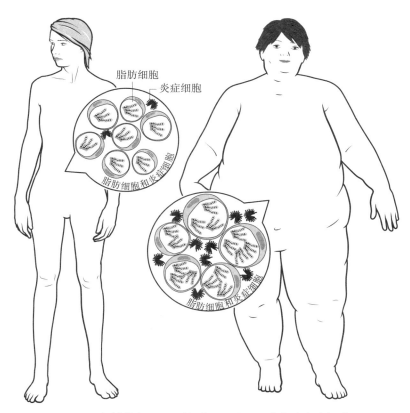

图 5　身材苗条的人和体型肥胖的人脂肪中的炎症细胞

○ ● ○

体重超重影响生育：夏洛特的故事

脂肪增加也可能影响生育能力。夏洛特，一位乐观开朗的 33 岁女性，对此深有体会。"我来自一个热爱美食的家庭，食物在我们的生活中有举足轻重的地位。我们总是很愿意花时间享受美食，并对吃完一份食物后再来一份这种事情习以为常。我的母亲总是慷慨地倒油炸肉，并制作好用来调味的肉酱汁。每逢周末，父母都会为我们举办特别的电影之夜，炸锅往往一整晚都不会停歇，我们面前摆放的是整盘整盘的炸鸡块和其他油炸小零食。我一直觉得自己身材敦实，就像我的父母、哥哥和妹妹一样。"上小学时，校医判断夏洛特的体重已经接近超重的程度，建议她注意饮食、增强锻炼，但这并没有引起夏洛特足够的重视，因为她热爱游泳！她积极地参加竞技游泳比赛，而且成绩还不错，这意味着她每周有 4 天的早上需要参加游泳训练，而周六通常有比赛。

这一切在她上初中后发生了改变。"游泳队给了我一种家的感觉，不过很不幸，现在游泳队解散了，于是我决定不再游泳。我也不喜欢其他的运动。我变得越来越不爱动弹，而且开始吃得越来越多，有时候吃东西只是因为无聊。我经常突袭扫荡厨房里的储物柜，尤其是在我放学回来后时间还尚早的时候。"夏洛特的体重还在持续增加，这也让她有了越来越多的烦恼。不过幸运的是，她有一群很好的朋友，她们完全接纳她，从不对她评头论足，但她仍然因为从未交过男朋友而感到沮丧。夏洛特后来选择了法学专业并继续深造。在一堂课上，她遇到了亚瑟——她一生的挚爱。"亚瑟也是个'加大号'，他认为我这样就已经非常迷人了。几年后，我们决定一起生活，并搬到了城中一处还不错的公寓里。我们会定期邀请朋友们过来共进晚餐。一瓶瓶的红酒和大量美食下肚，化作了数不清的热量。我们也很享受在家中沙发上度过悠闲的时光，法国奶酪是我们所钟爱的食物。"

他俩的爱情日渐茁壮，他俩的腰围也是，直到夏洛特和亚瑟都患上了肥胖症。同时，他们也已经毕业，都找到了理想的工作：夏洛特是一家大公司的法律顾问，而亚瑟则为政府部门工作。"然后，我们想要一个孩子。我体内一直都有激素型宫内节育器，除了偶尔出现的一点血渍外，我几乎没有月经。在 11 月的一个下雨天，我取出了体内的节育器，这对我们来说简直堪称历史性的一刻。从那一刻开始，我们就已经准备好，受孕随时都可能发生！我耐心地等待着取出节育器后的第一次月经。1 个月过去了，2 个月过去了，我的月经仍然没有来。难道我们一次就成功了？我是不是已经怀孕了？不，我的验孕结果是阴性的。4 个月后，我的首次月经终于姗姗来迟。但接下来的 3 个月，我的月经又消失了。验孕结果始终都是阴性的。我开始担忧！1 年多后，我们去看了全科医生，医生告诉我这可能与我体重超重有关，并建议我减重，最好能减到我的 BMI 恢复正常。好吧，说得容易做起来难。我们失望地回家了，孩子对我们来说比任何时候都遥不可及。"

○ ● ○

现在我们已经知道，体重超重会降低受孕概率。体重超重的女性由于排卵减少而导致月经周期不规律，甚至使排卵完全停止，这意味着她们至少短期内根本不可能怀孕。受孕概率降低是脂肪增加可能导致的直接后果之一。当脂肪增加时，这位乐队指挥就彻底糊涂了，导致包括瘦素在内的一系列脂肪激素都出现了功能紊乱。我们之前已经知道了体重过轻会引起瘦素缺乏，无法激活脑中的生育中心，进而导致不孕不育，但反过来，体重超重的话也可能导致不孕不育的后果。体重超重几乎总是会造成瘦素过量，这会干扰生育中心的正常运作，因此过多的瘦素也会导致不孕不育。由此可见，瘦素过多或过少都会降低排卵的频率，甚至使排卵完全停止。许多脂肪激素都会影响生育，它们或多或少都遵循着同一个普适原则，即激素失调会抑制女性的生育力。

对于体重超重和肥胖的人来说，还有更重要的问题。当脂肪增加并扩张的时候，脂肪细胞中芳香化酶的活性也随之增强。不论是在男性还是女性体内，这种酶都可以将雄激素（比如睾酮）转化为雌激素。雌激素在人体中扮演多种重要的角色，其中一个是使子宫内膜增厚以备受孕，但过量的雌激素可以抑制脑中的生育中心。换句话说，体内雌激素水平过高会抑制排卵。这也是含雌激素的避孕药的避孕原理之一。因此，过量的脂肪和避孕药有同样的功效。

体重超重和肥胖不仅会削弱女性的生育力，同样也会影响男性的生育力。当男性体内的脂肪增加时，芳香化酶也会变得更活跃，这会使雌激素水平上升，引起雄激素与雌激素之间的比例失衡（通常是睾酮不足）。简而言之，男性会变得"女性化"。这会减少精细胞的产生，从而导致生育力的减弱。如今，男性生育力的减弱也可能是久坐、裤子过紧造成的，这些都会使含有睾丸的阴囊温度过高。最适宜"游泳健将"产生的阴囊温度在 34 ~ 35 ℃。因此，假如你是一名男性并希望改善自己的生育力，那你可以尝试站立得久一点儿（这是个不错的方法，详细的原因请参见第六章）并扔掉所有紧身的裤子。同理，体重超重的男性通常在下腹部和大腿上囤积了大量脂肪，这也会使阴囊处的温度过高，再加上各种激素水平的变化，脂肪过剩就成了男性精子数量减少和质量下降的原因。

想象一下，假如与夏洛特和亚瑟的处境一样，你发现自己体重超重且已经严重影响生育了，那么你有什么办法可以改变这一切吗？当然有！研究表明，通过健康饮食、增强锻炼来减重（两者相结合效果更好），对改善男性和女性的生育力都有益处，比如可以恢复排卵，使月经周期变规律，使受孕概率大大提高。即使只是减去 5% ~ 10% 的体重，也会产生积极的影响。

夏洛特的全科医生也是这么告诉她的。尝试减重！这非常困难，因为夏洛特一直以来都习惯了体重超重。但随着她周围的女性同事、女性朋友，甚至是她的嫂子纷纷怀孕，她觉得自己受够了。别人都能怀孕而她却不能的事实给了她强烈的刺激，于是她计划减重 25 千克。向营养师咨询后，她制订了一个营养食谱，每周去 3 次健身房并接受监督训练。在 8 个月的时间里，她成功减掉了 25 千克。你猜发生了什么？她的月经周期变规律了。为了表示支持，亚瑟也决定注意饮食并偶尔与夏洛特一起去健身房锻炼，最终他减掉了 10 千克体重。几个月后，验孕结果终于显示"怀孕"了！亚瑟和夏洛特现在已是两个男孩的父母，他们非常自豪。至于那些被他们减掉的体重，其实有些已经长回来了，不过他们也不怎么在意了，因为他们从未如此快乐过。

体重超重与癌症风险

我们已经认识了罗斯·弗里希这位孜孜不倦的科学家，是她发现了当女性运动员的体脂率低于 17% 时就会引起闭经。但她还有其他更有突破性的发现，其中一项仍与高水平的女性运动员有关。弗里希发现，高水平的女性运动员患乳腺癌以及生殖器官癌（如子宫癌）的风险较低。其他学者也发现，体重超重和肥胖会加剧患癌症的风险。迄今为止，我们已经知道 13 种癌症在体重超重和肥胖人群中具有高发风险，包括女性的子宫癌、乳腺癌（绝经后）和卵巢癌，以及男性的前列腺癌。在欧洲，这 13 种癌症的病例中有 20% 被认为是由体重超重和肥胖造成的。这是为什么呢？

其中一个原因是体脂增加后产生了更多炎性物质，这些炎性物质被释放到血液中，促进了癌细胞的生长。有趣的是，一些消炎药，如镇痛剂阿司匹林，可以帮助预防某些类型的癌症（如结肠癌）发生。就像我们之前解释过的那样，体脂扩张会产生更多的雌激素，体内雌激素水平长期较高的女性，患乳腺癌和子宫癌的风险也较高。由此可见，高水平的女性运动员由于体脂较少，所产生的雌激素也较少，这解释了罗斯·弗里希的发现，即高水平的女性运动员患乳腺癌等的风险较低。

这里也有好消息要和大家分享。瑞典的一项大型研究的结果表明，减少体脂有助于降低患癌风险。超过 4 000 名肥胖患者参与了这项研究，其中有大约一半的肥胖患者接受了减重手术（如胃绕道手术）。随后，科学家对这些患者进行了长达 11 年的随访调查，发现接受减重手术的那组患者平均减重 20 千克，而未接受减重手术的对照组患者平均增重 1.5 千克。结果显示，接受减重手术的患者患癌症的风险降低了 40%！

甲状腺激素与脂肪

脂肪能致病，但激素分泌失调和各种疾病也会对脂肪造成影响。甲状腺激素分泌失调就是我们所熟知的一个例子。人体内几乎所有的细胞都需要甲状腺激素来维持正常的功能，你可以把它想象成推动系统运转的激素。假如甲状腺激素分泌不足，那么许多器官就无法正常工作，因为它们的运转速度变慢了——心跳会变缓，肠道蠕动、消化食物的速度会减慢，便秘可能出现，你的褐色脂肪（一种燃烧产热的脂肪，详见第六章）也无法正常工作。基于这些因素，你的新陈代谢变缓，你可能很快就感觉到冷，即使周围环境相当温暖宜人。体重增加可能是甲状腺功能减退患者首先注意到的现象，这很容易理解：新陈代谢变缓后，假如你还摄取同样多的食物，那么你会增重。甲状腺功能减退相当常见，欧洲目前有上百万患者，而在美国，这个数字大约是 1 200 万。因此，对于有不明原因的体重增加情况（如食量与以前相比没什么变化）的人来说，检测血液中甲状腺激素的水平是很有必要的。治疗甲状腺功能减退的方法是服用含有甲状腺激素的药物。

你的甲状腺也可能过于活跃（甲状腺功能亢进，俗称"甲亢"），因而你的血液中含有较高水平的甲状腺激素，这导致所有器官都开足马力、奋勇运转。你会心跳加速（有时甚至会心悸）、腹泻、感到燥热易怒，而且由于新陈代谢格外旺盛，你会变得消瘦、体重减轻，有时两个月内能减掉 10 千克之多。即便如此，你仍旧感到食欲旺盛。甲状腺功能亢进最初的治疗方案是服用一种抑制甲状腺激素生成的药物。血液中甲状腺激素水平的改变对我们的脂肪有重大影响，不过，假如你患有肥胖但甲状腺功能正常，那么请不要试图通过使用含有甲状腺激素的药物来减重，因为这一做法是否行之有效并没有被科学证明，这么做反而可能会引起严重的副作用，影响包括心脏和骨骼在内的一系列器官。

性激素与脂肪

我们已经知道了男性和女性的脂肪分布具有明显的区别：男性（尤其是年长男性）通常在腹部囤积内脏脂肪，而女性则更容易在髋部和臀部囤积皮下脂肪。这种差异在青春期发育时就开始显现，尤其是女性，从那时起就倾向在髋部和臀部囤积脂肪。之后，男性开始在腹部囤积内脏脂肪。这一差异可能是由性激素——女性体内的雌激素和男性体内的睾酮，尤其是两者之间的比例造成的。当一个女孩进入青春期后，她的体内会生成较多的雌激素，因而她的髋部和臀部会形成较多的脂肪细胞，这一过程会一直持续到她 20 岁左右的时候。在怀孕时，女性的体重也会增加，增加的这些体重不仅仅来自苗壮成长的胎儿、羊水和其他相关组织，还来自额外的脂肪。额外的脂肪被用作生产后能进行母乳喂养的能量储备。部分女性在怀孕期间增重较多，然而不幸的是，其中 10% ～ 15% 的女性在生产后仍然无法减掉额外增加的这部分体重。

对于许多女性来说，更年期意味着潮热、情绪不稳定以及体重增加，其中，体重增加可能是大多数女性最难以忍受的。不过，体重为什么会增加呢？当女性进入更年期时，体内的雌激素水平就会下降，使新陈代谢减缓。因此，假如还是和绝经前一样，摄取同样多的食物，那么更年期女性的体重就会在不经意间增加。我们也经常发现，更年期女性尤其会在腹部囤积内脏脂肪，并且似乎很难减掉它们。那么有没有什么有效的应对之策呢？多锻炼！

更年期女性容易在腹部囤积内脏脂肪可能是雌激素和睾酮之间的比例发生了改变，睾酮占了上风造成的。而且在女性体内，睾酮主要负责的就是使脂肪在腹部的内脏周围囤积。这一点在睾酮水平较高的女性中得以体现，如多囊卵巢综合征患者也会发展出大肚窄髋的体型。相反，男性体内的睾酮水平如果较高，则会形成较多的肌肉和较少的腹部内脏脂肪。简而言之，睾酮水平较高可以让男性形成健康的脂肪分布，但对于女性来说则是有害的。此外，当女性进入更年期后雌激素水平下降时，心脏病的发生风险就会升高，这可能是由于胆固醇水平上升和血压升高的综合影响，而这两者则主要归因于激素水平失衡、新陈代谢减缓以及随之而来的脂肪分布改变。

随着衰老的进程，男性血液中的睾酮水平也有所下降，这不仅会导致性功能衰退，还会引起肌肉萎缩和腹部内脏脂肪的囤积。不管怎样，在男性中，低睾酮水平与体重超重之间有着非常有趣的相关性。我们已经知道，严重的体重超重会导致睾酮水平降低，这要归因于我们之前提到过的脂肪细胞中的芳香化酶会将雄激素转化为雌激素。然而，这个命题的逆命题也是成立的：当睾酮水平过低，比如当睾丸（生成睾酮的器官）功能失常时，男性的体重更容易超重。假如因此造成了严重的睾酮缺失，那么睾酮替代疗法可以有助于男性减脂。不过，睾酮水平较低通常是由体重超重本身造成的，也就是说，不是所有体重超重的男性都需要额外补充睾酮（如涂抹睾酮凝胶），只有那些睾酮水平极低的男性才会从中受益。

现在你知道了，脂肪过多有百害而无一利：它可以通过一种复杂的机制（包括脂肪激素的失衡以及炎性物质的释放），引发一系列疾病，从糖尿病到癌症，覆盖面极广。人体储存的脂肪量是由两个决定因素之间的平衡调控的：我们摄入的能量（由食欲控制）以及人体的新陈代谢。我们已经认识到瘦素这一首先被发现的脂肪激素对控制食欲有着十分重要的作用，但食欲的调控涉及一个更为复杂的系统，还有许多意想不到的故事在等待我们，你可以在下一章读到相关内容。

第五章

什么在控制你的
饥饿感和饱足感

○ ● ○

失控的食欲：杰克的故事

杰克今年 22 岁，体重 140 千克。他从小到大都在节食，但所有的努力都是徒劳的，他仍旧在和自己的体重做斗争。他的母亲玛丽回忆道，"杰克还是个小宝宝的时候，我就觉得他有点儿不对劲。每当我给他喂奶的时候，他一含住乳头就不松口。正常宝宝的喂奶时间在 20 分钟左右，而给杰克喂奶通常需要花 45 分钟。我从未在我其他孩子的身上遇到过类似的情况。即便这样，在我不得不停止喂奶后，他通常还会哭闹不休，一直到下一次喂奶。我对此毫无办法，甚至还把他的奶粉换成了饥饿宝宝专用的婴儿配方奶粉，但这也无济于事。杰克 12 个月大的时候，个头已经很大了，但还不算胖。在医院里，人们称他为'巨婴'。从那时起，问题逐一显现。虽然我们只给他喂正常分量的食物，但他的体重开始骤增，有时一个月能长 3 千克！他 1 岁半时，体重为 18 千克；2 岁半时，体重已经高达 32 千克了。我很绝望。"

尽管玛丽觉得杰克可能有些生理上的问题，但他们首先去看了心理医生，以确定杰克的肥胖是否与玛丽以及她丈夫的行为习惯有关。玛丽用录像的方式记录了整个家庭的饮食习惯和氛围，一切都很正常，这让玛丽大大松了一口气。然而，这还不能解决问题，杰克仍然执着于食物。玛丽说道，"有一次，我将买来的一个刚出炉的面包放在餐桌上晾凉，袋子是开着的。一不留神，面包就消失了。然后，我看到了杰克，他坐在电视机前，吃掉了一整个面包。这不是个好现象！"

事情在杰克10岁的时候变得更加棘手，学校给杰克的父母打电话，说他偷钱去买食物！这仿佛是一个晴天霹雳。随后，杰克被一个诊断中心收治，医生诊断他患有未另行规定的普遍性发育障碍，这是孤独症的一种类型。过去，杰克也曾被诊断出患有孤独症。而这一诊断并不能解释他对食物的执着。甚至在诊断中心待了几个月后，还是没人能告诉玛丽，她的儿子到底怎么了。这时，诊断中心又收治了一个和杰克一样只对食物感兴趣的小男孩，这个男孩患有遗传疾病，这使他不知饱足。霎时间，众人脑中灵光一现，杰克是不是也有同样的问题？

杰克的父母带着已经12岁的杰克去了位于荷兰鹿特丹的伊拉斯姆斯·麦克索菲亚儿童医院，见到了小儿内分泌学专家艾瑞卡·范登阿克，并验了血。6个月后，血检的结果出来了。杰克的确有遗传异常，他缺失了一种名为黑素皮质素－4受体（MC4受体）的蛋白，该受体在脑中负责抑制饥饿感。由于杰克体内缺失这种受体，所以他总是感到饥饿。此外，检查结果还表明，他的新陈代谢也很缓慢。

　　杰克此后一生都必须进行低热量饮食以控制热量的摄入，但即使他每天只能摄入 1 150 千卡热量——相当于他同龄人摄入的一半的热量，他也会持续增重。玛丽回想起当时的一切，觉得对于父母来说，这已经是非常令人崩溃的了，对于杰克本人来说，恐怕更是如此。那段时间很艰难，杰克总是感到十分饥饿，每当看到食物时，他总会计谋频出，千方百计地想得到更多。比如有一次他收集了空瓶子，并将它们还给商家以换取押金，然后用押金买糖吃。或者，他会想方设法让别人给他买东西吃。

　　玛丽说，"尽管我有时会注意到别人看他时异样的眼光，但幸运的是，他从未因体重被人欺负过。同时，我们也找到了一个平衡点。现在他的体重已经稳定好几年了，但还是超重得厉害。他不怎么谈起这些，也许是因为他有自闭倾向吧。"

　　杰克本人对他目前所达到的平衡状态感到相当满意。尽管他还想再瘦一点儿，但现在的情况他已经可以接受了，即使现在的情况包括他 19 岁时就患上了糖尿病并且需要服药治疗。对他来说，最困难的事是他总惦记着食物，尤其是当他感到无聊的时候。杰克说，"假如市面上出现了一种能治疗我的遗传病的药物，我会立刻服用它！不过，我对未来充满期待，我想成为一名建筑师，也许还可以设计我自己的房子。"

复杂的食欲调控过程

你会发现杰克的情形和凯伦非常类似，两人都患有单基因肥胖，他们的故事清晰地勾画出饥饿感和饱足感在很大程度上是由食欲激素和脑中复杂的系统关联共同调控的。瘦素这一首先被发现的脂肪激素，也是最重要的食欲激素之一，因而在庞大的食欲调控系统中，它成了一个关键节点。瘦素能向脑发出抑制食欲的信号，并提供关于人体内脂肪储存量的信息。它是能影响我们营养状态的一种关键激素。

让我们更深入地了解一下这个完备的食欲调控系统吧！我们的脂肪会向脑提供有关营养状态的信息，肠道也会通过神经向脑发出信号来影响食欲。在脑中，食欲和饱足感的控制中心位于一个叫作下丘脑的区域，这个区域我们之前提到过。下丘脑埋在脑的深处，大概和鼻子处于同一个水平上，并且是个名副其实的"万金油"。你可以把下丘脑比作枢纽机场中负责空中交通管制的主控塔台，它能同时接收所有的信息，并迅速将这些信息转化成一系列指令。主控塔台监控着飞机的起飞和降落，同时还负责调度停机坪上的各类车辆，如行李运输车和机场客梯车，甚至还需要时刻关注天气情况。同样，下丘脑也接收着需要妥善处理的大量信息。

下丘脑不仅长期监控食物摄取情况（我的身体储存了多少脂肪），还接收短期内的食物摄取信息（我刚吃了什么，应该如何加以利用）。此外，这个"主控塔台"还接收来自全身各处，包括消化道、胰腺和脂肪的信号，并反馈当前能量消耗的信号。所有进入下丘脑的化学信使都有各自的"航站楼"。脂肪细胞通过瘦素告诉主控中心，"我们已经有足够的脂肪储备啦，麻烦控制一下食欲，加强一下新陈代谢。"饥饿激素——促生长激素释放素则从胃捎来口信，"胃里已经空空如也好一阵儿啦，快点儿产生饥饿感吧（图 6）。"

归根结底，大量信号源源不断地涌入下丘脑，产生的净效应是饥饿感有时被激发，有时被抑制，而新陈代谢也随之减弱或增强。这些效应综合起来，使得脂肪不是被储存，就是被消耗。

假如进一步观察我们脑中的"主控塔台"和它辖下的所有"航站楼"，就会清晰地发现饱足感是如何产生的。在下丘脑的某个区域，脑细胞可以生成一系列物质，这些物质可以根据调控的路径抑制或促进食欲。在这个脑区中，由脂肪产生的瘦素通过与它自己的"航站楼"——瘦素受体结合而被接收。在那里，一个级联放大反应已经准备好了，就像推倒多米诺骨牌一样，一种物质促进下一种物质生成，最终导致饱足感产生。

在多米诺骨牌倒塌的过程中，很多节点都可能出现问题，就像凯伦和杰克的故事那样。在凯伦的故事中，瘦素无法与瘦素受体结合；而在杰克的故事中，问题出现在最后几块倒错了的多米诺骨牌上。通常来说，下丘脑会分泌一种能与位于下丘脑另一区域的 MC4 受体相结合的物质来产生饱足感（图 6），但杰克患有 MC4 受体缺失的遗传病，导致他无法停止进食。究其根本，杰克和凯伦的问题虽然都出现在下丘脑，但原因在本质上是不同的。过去，我们假定这些遗传突变非常罕见，并且少有人知晓它们的

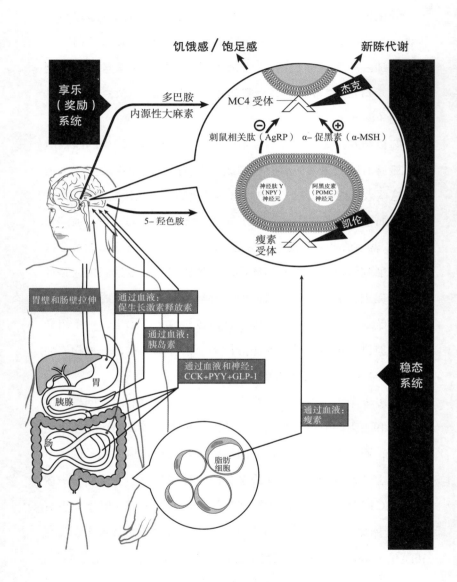

图 6　人体中的食欲调控系统：人体是如何调控饥饿感、饱足感以及新陈代谢的。当我们进食的时候，消化道就会通过激素，如促生长激素释放素、胆囊收缩素（CCK）、酪酪肽（PYY）和胰高血糖素样肽 -1（GLP-1）等，或能感应到肠道拉伸程度的特殊受体（"机械性刺激感受器"）向脑发出信号。与此同时，胰腺也会通过分泌包括胰高血糖素和胰岛素在内的一系列激素来释放信号。紧接着，脂肪组织会分泌诸如瘦素和脂联素之类的脂肪激素。尽管所有这些化学信使的目的地都是下丘脑，但它们有各自的"航站楼"，所传递的消息也各不相同，它们共同参与决定此时应该抑制食欲、促进代谢，还是促进食欲、抑制代谢。这一食欲调控系统是具有自我调节能力的稳态系统。假如调控饱足感的激素已经使你感到吃饱喝足了，而这时你面前又出现了精致可口的甜点，你还是能吃掉它的，这要归功于你的享乐系统（也称为"奖励系统"）。在凯伦和杰克的故事中，接收这些调控饱足感的激素的重要受体出现了功能缺失，这意味着他们将会一直处于饥饿中

存在。然而，最近我们分析了 1 230 名荷兰肥胖患者的 DNA，发现其中至少有 4% 的患者携带特定的能导致肥胖的基因突变。在全球范围内，许多肥胖人士忙于生活，可能都未曾察觉到自己患有单基因肥胖。未来，我们希望了解这些疾病并研究出更好的治疗方案。对这些肥胖患者来说，准确的诊断很重要，因为能帮助他们减轻肥胖所带来的羞耻感（详情请参见第十一章），此外，治疗方法也应当更加个体化。目前，有些新药疗法已经可以用于临床上治疗一些患者，但还有更多的新药仍在研发中。

220 次食物选择的背后

当你中午津津有味地吃着三明治时，你已经触发了调控食欲的多米诺骨牌效应，它会确保你最终只吃适量而不是无限量的三明治，你知道这是为什么吗？很多人认为停止进食是因为胃已经被装满了，其实并非如此。饥饿感和饱足感是由激素与神经细胞之间的巧妙的相互作用引起的，而最终的决策者是脑。

研究表明，我们每天会做大约 220 次食物选择，其中大多数选择都是下意识的举动。这些选择一部分是由你周围环境中存在的食物，以及你的身体对这些食物做出的反应决定的。比如你看见一个美味可口的甜甜圈，或者闻到刚出炉的蛋糕的香甜气味，甚至只是在脑海中想象了一下，你都可能会开始流口水。或者你是个巧克力狂热爱好者，那么只要想起一块巧克力，你身体里的激素就会被激活，从而导致血液中胰岛素水平急剧上升，因此你的血糖水平会下降，你会发现你的身体现在真的需要糖了。又比如在忙碌工作一整天后，你下班回到家，如果让你在巧克力和沙拉之间做选择，你的生理反应大概率会驱使你选择巧克力，即使你心知肚明沙拉才是更健康的那个选择。

大多数时候，你也会在不知不觉中停止进食，这在很大程度上是受到激素影响的。就像我们之前提到的那样，我们停止进食不只是因为胃里装满了食物，无法容纳更多，其实主要是因为食物进入小肠后，小肠通过神经和激素向下丘脑发出了信号。只有当这些信号清晰地被下丘脑接收后，我们才会产生饱足感，并停止进食。有的人会很快产生饱足感，但有极少数人（如凯伦和杰克）根本感受不到饱足。这些差异部分源于我们的基因，就像有些遗传变异可以决定你的头发是卷的还是直的，你的眼睛是蓝色的、棕色的还是绿色的，又或者有的人会很快产生饱足感而有的人则需要更长的时间。对于那些需要更长时间才能产生饱足感的人来说，他们很可能会在吃饭时多吃一份甚至两份食物，也可能会更胖。

你可以想象一下，在我们生活的这个世界上，从未感到过饱足是多么可怕！不管走到哪里、看向哪里，都有食物的诱惑，而且它们大多都是高糖或高脂食物！凯伦的医生，也就是小儿内分泌学专家艾瑞卡·范登阿克，把总是感到饥饿的经历比作穿越一片不毛之地，"你已经完全脱水，几乎要干渴而死。嘴里是如此干燥，以至于舌头粘在了上腭上。突然间，一杯凉水如甘霖从天而降，而你却无法触碰。"

促生长激素释放素：放大你的饥饿感

在前一节，我们主要谈到了饱足感，那么又是什么触发了我们的饥饿感呢？假如你胃里空空如也好一阵儿了，那么在某个时间点，你就又该进食了。当促生长激素释放素——胃分泌的饥饿激素开始工作并向脑发出信号时，你就会产生需要立刻吃点儿什么的紧迫感。这样看来，促生长激素释放素的功能就和我们所认为的饱足激素——瘦素的功能相反。想象一下我们之前提到的那个刚出炉的蛋糕是如何使你感到饥饿的，而促生长激素释放素会放大这一感受。

有意思的是，人体内促生长激素释放的水平在餐前达到峰值，并在进食后 1 小时内迅速降低。当促生长激素释放素水平升高时，会促使下丘脑生成两个信号蛋白（又称"神经递质"）——神经肽 Y（NPY）和刺鼠相关肽（AgRP），继而使脑产生饥饿感。促生长激素释放素的独特之处，在于它是由人体外周器官向脑分泌的唯一一种饥饿激素，所有其他的触发饥饿感的化学信使都是由脑本身生成的。对于引起饱足感的激素来说，情况就不同了，饱足感激素可以在许多组织器官中生成，包括脑、肠道和脂肪组织。

促生长激素释放素还能促进胃酸分泌、消化道蠕动，以及将食物从胃中排空，让消化道为消化食物做好准备。假如你的胃是空的，有时你会听到胃或者肠道蠕动的声音；而你听到的胃里的咕噜作响声，是胃液流动的声音（尤其是在胃空着的时候，胃就像吉他的音箱一样，可以起到扬声器的作用）。胃发出咕噜声时不一定代表你饿了，可能只是表示你的身体已经习惯在某一时刻进食，并已经为此做好了准备，而你不必立刻进食。习惯对人体的影响是巨大的！

我们的想法可以影响促生长激素释放素的水平，这看上去好像很神奇。耶鲁大学的心理学家做过一项神奇的实验，他们给 46 位实验对象每人一杯热量为 380 千卡的奶昔，一半实验对象被告知这杯奶昔热量非常高，约为 620 千卡，而另一半实验对象则被告知这杯奶昔热量适宜，只有 140 千卡。随后，心理学家在不同时间点采集了实验对象的血样并检测了其中促生长激素释放素的水平。在两次血样采集的间隔，实验对象必须检查并评估所喝奶昔的标签（分别写明含有 620 千卡或 140 千卡热量等信息），并在喝下奶昔后再进行一次检查和评估。分析结果显示，认为自己喝下了高热量奶昔的实验对象，血液中促生长激素释放素的水平显著下降；而认为自己喝的是低热量奶昔的实验对象，血液中促生长激素释放素的水平则没有明显变化。同样，由促生长激素释放素引起的生理反应与实验对象主观认为摄入的而非实际上摄入的热量更为密切相关。心理学家从这项研究中得出结论：食物对于促生长激素释放素水平的影响是通过我们的主观想法来实现的，因此我们的想法可以影响我们对食物的反应！

10 多年前，荷兰的阿尔特·扬·范德莱利（Aart Jan van der Lelij）教授和意大利的艾吉奥·吉格（Ezio Ghigo）教授发现了一件非常有意思的事。他们的研究团队发现促生长激素释放素的姐妹激素——去酰化促生长激素释放素，可以抑制促生长激素释放素的生成，但这两种激素都有利于新陈代谢，包括调节人体对摄入的糖分的反应。他们的研究成果可能成为新药研发的推动力，用以造福那些促生长激素释放素水平持续缓慢升高的人或需要改善葡萄糖和胰岛素代谢的人，比如糖尿病患者。

胃肠激素：跟大脑说一声"吃饱了"

还有更多的激素能影响食欲。不仅是胃，位于消化道更远端的小肠的起始处也能分泌重要激素。20 世纪初，人们已经发现了一些端倪，肠道很可能会分泌某些可以远程促进胰腺内胰岛素生成的物质。从生物学角度来看，这有利于人体细胞快速吸收肠道在消化食物过程中所获取的那些糖分。相关研究后来石沉大海，尘封多年，无人问津，直到 1964 年才被重新提上日程。科学研究有时候就是这样的。那一年，科学研究再一次证明了体内胃肠激素的存在。研究结果显示，口服葡萄糖比静脉注射葡萄糖更容易引起胰岛素分泌量的增加。后续的研究表明，这极有可能是由胃肠道分泌的激素所介导的。那么胃肠道分泌的神秘物质究竟是什么呢？ 1970 年，科学家们发现了一种胃肠激素——抑胃肽，之后又在 1984 年发现了另一种也是最重要的胃肠激素——胰高血糖素样肽。这些激素都于餐后分泌，因此人们将它们统称为"肠促胰岛素"。

与此同时，人们开始使用一种经过化学改性的胰高血糖素样肽来治疗糖尿病患者（因为它能增加胰腺分泌的胰岛素量）；在有些国家，医生则会将稍大剂量的这种胰高血糖素样肽作为处方药，用于治疗肥胖。与促生长激素释放素不同，肠促胰岛素能抑制食欲，从长远来看，可减轻体重。这种观点看上去非常合理，因为在餐后，胃肠道会分泌激素来提醒脑告诉你停止进食。不过，胃肠道是如何知道该何时释放肠促胰岛素的呢？原来人体内的血糖水平会在餐后升高，正是血糖水平的升高触发了肠促胰岛素的分泌。

餐后，胃肠道还会分泌酪酪肽和胆囊收缩素。这两种激素的功能和肠促胰岛素类似。酪酪肽有助于延缓胃排空食物的过程，这样你会更快地感到饱足；还能促使胰腺分泌更多的胰岛素，从而抑制食欲。胆囊收缩素也能延缓胃排空食物的过程，因此它也是一种饱足激素（图 6）。

内源性大麻素：脑中的"大麻"

大约在 5 000 年前，人们就发现了大麻的效用。它是最早发现的药用植物之一，也用于一些宗教仪式。几千年后，人们发现了大麻中的活性成分——δ-9- 四氢大麻酚，以及与之结合的受体。研究还发现，我们体内也存在独特的内源性大麻素系统。

和其他动物一样，人体也能生成自身独有的内源性大麻素。内源性大麻素是一种脂类物质，能激活 δ-9- 四氢大麻酚的受体。内源性大麻素只在人体需要时才生成，对我们的感觉、记忆和脑中的享乐（奖励）系统起重要作用，比如当我们饮酒的时候，内源性大麻素就会生成。经常长跑的人对内源性大麻素在脑中的作用也非常熟悉：在长跑中，内源性大麻素可以抑制微弱的痛感，并产生短暂但剧烈的快感（长跑运动员的"高潮"）。

我们自身产生的内源性大麻素和大麻中的 δ-9- 四氢大麻酚都可以与下丘脑中的内源性大麻素受体结合。对食欲的影响是由下丘脑中的受体介导的，假如这些受体被激活，你的食欲就会增强。δ-9- 四氢大麻酚和内源性大麻素也能影响我们的脂肪代谢和糖代谢，以及能量平衡。这种影响是由各种体细胞（包括肌肉细胞和脂肪细胞）表面的受体介导的。激活这些受体会减缓糖代谢和脂肪代谢，使能量平衡向储存更多脂肪的一方倾斜。此外，下丘脑中的神经元似乎也能生成内源性大麻素，进而严格调控我们的饥饿感。我们可以将食欲调控系统比作一个拥有专业空中交通管控系统的、稳定有序的机场，这样的机场很少会有意外发生，然而有时候一个扰动可能会导致另一个扰动的产生。假如一趟航班晚点了，那么这趟航班上的有些乘客接下来的转机过程就有可能被延误。体重超重几乎总会导致许多问题。研究结果显示，缺乏瘦素的肥胖小鼠下丘脑中的内源性大麻素水平异常高，这使得它们的饥饿感更强了。

由于内源性大麻素既会增强我们的食欲，又会减缓我们的脂肪代谢和糖代谢，那么顺理成章地，人们想到要研发一种能阻断人体对内源性大麻素产生反应的药物，并将这个想法付诸实践。在 21 世纪初，减肥药利莫那班问世了。该药物通过阻断内源性大麻素与其某一类受体（内源性大麻素有不同种类的受体）的结合而产生效应。如果在服用利莫那班的同时结合健康的生活方式，那就可以有效地减重。该药一经面世就反响热烈。由于它可以抑制食欲，突然之间，减少食物摄取量对于那些有需要的人来说变得容易多了。利莫那班于 2006 年得到欧盟批准，并在全世界 38个国家和地区上市。不幸的是，几年后，尽管服用该药物的患者大多都成功减重，但该药物在有些患者身上表现出严重的精神方面的副作用，这些副作用包括患抑郁症甚至是自杀的风险升高！2009 年，该药物在全球范围内被禁售。不过，人们对内源性大麻素及其用于治疗肥胖的潜力仍有着十分浓厚的兴趣。

为什么在不饿时也会吃个不停

　　想象一下，在一场盛大的晚宴上，当你吃完 8 道丰盛的菜肴后，你仍能吃下一个冰淇淋球、一个水果挞和一块奶酪，即使这时你的下丘脑已警铃大作，提醒你已经吃得很饱了。为什么我们还会吃个不停呢？是出于社交礼仪？或者是因为好客的主人已经在厨房里忙碌了两天而你不想令他失望？还是因为你的教养让你必须"光盘"？又或者是因为食物太可口了，而这才是真正的原因？基于最后这种原因的进食，我们通常称为"享乐性进食"。这种进食并不是出于我们身体的实际需要，而是由我们脑中的享乐（奖励）系统来驱使的。这一系统部分是由先天遗传决定的，但研究表明后天的经历也可以在某种程度上影响这一系统。

让我们再来想象一下，有个孩子（我们姑且称他为卢卡斯好了）从他的自行车上摔下来，擦伤了膝盖。他的母亲急匆匆地赶来，轻柔地扶起他，然后把他带进屋里，检查他的伤口并帮他擦干眼泪。看过卢卡斯的伤口后，她觉得创可贴可能没什么用，就给了卢卡斯一块美味的糖果。当卢卡斯看到糖果的时候，满是泪水的小脸明亮了起来，他破涕为笑。糖果很好地安抚了他。那一刻，卢卡斯的享乐（奖励）系统正在全速运转，他在后天行为学习中又学到了一点：食物能安抚情绪！

行为学家发现了影响未来的"享乐主义者"卢卡斯的奖励组成部分有 3 个："喜欢""想要""学习"。尽管这些奖励组成部分互相关联，但它们的驱动机制并不相同。与食物接触产生的味觉（"喜欢"）使人产生了想要吃掉它的冲动（"想要"）。这两个组成部分分别构成了奖励的"享受感"（即与奖励关联的愉悦感）和获取奖励的动机。"学习"指的是记住了事物与奖励之间的关联。我们就是通过这种方式来学习并建立后天行为的。卢卡斯在擦伤了膝盖后得到了糖果，而糖果产生的愉悦感就与吃糖能有效减轻疼痛或吃糖能安抚情绪的想法联系在了一起。

动物实验结果显示，内源性大麻素系统对关于食物的享乐体验十分重要。神经递质多巴胺（脑中的快乐激素之一）在"想要"和"学习"这两个奖励组成部分中起重要作用。多巴胺是享乐（奖励）系统中的一个关键节点，因此也是成瘾问题中的一个重要组成部分。酒精成瘾或毒品成瘾的人会分泌大量的多巴胺，而在没有成瘾问题的正常人体内，多巴胺也会产生一种美妙的愉悦感或快感。比如当你在长途跋涉后看到新鲜出炉的蛋糕或闻到蛋糕的香味时，你的脑中就会分泌多巴胺。当你接触到与美食相关的刺激，如味觉、嗅觉或是视觉上的刺激时，脑中的享乐（奖励）系统会被激活。想象一下，在商业街购物，路过那些售卖糖浆华夫饼的摊位时，单单是那温暖香甜的华夫饼，就已经足够给你一个愉悦的刺激了。我们的脑也会对音乐、金钱、性和毒品产生类似的反应。科学家们通过特殊的脑部扫描进行研究，发现当肥胖患者看到食物的照片时，他们的脑部活动异于体重正常的人。由于这些异常的脑反应，人们有时也将肥胖称为"食物成瘾"，这并不令人意外。

另一种在成瘾中起重要作用并能抑制食欲的物质叫作 5- 羟色胺。5- 羟色胺也是一种快乐激素，以让人感觉良好并具有镇静作用而闻名。它能帮助我们快速入睡，影响我们对疼痛的敏感度，并使我们情绪稳定。此外，5- 羟色胺还能向脑释放信号（包括通过 MC4 受体），告诉脑你已经吃饱了，即使你的胃可能还没有装满食物。摄入碳水化合物能使 5- 羟色胺水平升高，因此有些人喜爱大量进食碳水化合物，这会使他们感觉良好。很不幸，过量的碳水化合物会导致肥胖，而获得的快感都是极为短暂的。氯卡色林是一种抑制食欲的药物，目前已在多个国家上市，该药物通过激活脑内的 5- 羟色胺受体起作用。参与调控成瘾的部分脑区也对饮食起重要作用，尽管这一点显而易见，但其中的关系仍不明朗，目前的证据还不足以让我们把肥胖与食物成瘾画等号。

不过，仍然有人由于长期处于饥饿的状态而沉迷于进食，就好比凯伦和杰克。对于沉迷于进食的人来说，锁住装有食物的储物柜是一个行之有效的预防措施。但有时，在绝望之下，他们甚至还会去垃圾桶里翻找，绝不放过找到食物的一丝机会。在可预见的未来，我们希望市面上能出现一种有助于这些罕见遗传疾病患者重塑饱足感的药物。初步的实验结果令人充满信心，但不幸的是，对于有些人来说，这种无休止的饥饿感仍是无药可治的，他们必须学会应对这个来自食欲调控系统的超级大麻烦，并学会接受他们总是体重超重的现实。我们希望其他人也能接纳他们，这显然并不容易，因为我们生活在一个看脸或看身材的世界，而体重超重的人常常会受到区别对待。

说到这里，了解如何更容易地感到饱足对每个人来说都十分重要和有用。你可以利用在本章学到的关于饥饿激素和饱足激素的知识，将自己的日常饮食控制在合理范围之内。要想更快感到饱足，请参见知识盒 7。

知识盒 7 ｜ 使你更快感到饱足的小贴士

有些食物能向脑释放出很强的信号，告诉脑你已经吃饱了。摄取这些食物或者遵照以下建议有助于你更快地产生饱足感，并使饱足感持续得更长久。

☆ 尽可能选择未经加工的食品。相较于超市中的精制食品，未经加工的食品会促使饥饿激素——促生长激素释放素的水平出现正常的回落，并使饱足的信号更早地被释放出。

☆ 健康的早餐应当包括一个鸡蛋（含有大量蛋白质）、适量燕麦片（富含膳食纤维和蛋白质）或者一些无盐的坚果（除了蛋白质，它们还含有健康的不饱和脂肪酸），这些会使你一直到中午都不会感到饥饿。

☆ 试着在午餐中加入半个牛油果或者一些豆类（如鹰嘴豆、扁豆或者其他豆类）。

☆ 在餐前喝一碗低热量的汤或者一杯水（以冷水为宜）。

☆ 尝试每餐吃些发酵食品（如醋腌小黄瓜和酸菜）和辣椒粉（1/4 茶匙，约 1.25 g），以促进新陈代谢。

☆ 由于饱足激素平均需要 20 分钟才能起效，因此吃饭时需要细嚼慢咽。留心一下你在吞咽食物之前通常会咀嚼多少次（4 次？8 次？），然后试着将咀嚼次数增加一倍或两倍。

☆ 用小盘子（从视觉效果上会让你感到更饱）和小餐具（这会使你吃得更慢，因为每口食物的分量更少）吃饭。这样，你的身体就有更多时间来产生饱足信号。

☆ 最好能在厨房里就把食物分装在每个人的盘中。或者，假如你准备在餐桌上分配刚出锅的食物，那么请确保食物的分量正好够分，免得锅中剩余食物的香气时不时地勾引你的胃口。

☆ 专心吃饭！换句话说，不要在看电视的时候吃饭。你应当集中注意力，用你的感知警示大脑，一大波食物正在涌入！这样就能及时激活你体内的食欲调控系统。

如何促进健康的饮食行为

在许多国家，你只要迈出自家大门就能看见售卖世界上最美味食物的商店和摊贩，而你需要做的就是克制自己对美食的欲望……假如一个成年人都觉得这很困难，那对于孩子来说这岂不是难上加难？

有些国家采取了严厉的措施，如征收糖税（对含糖食品征税，这使高糖食品更为昂贵），或通过立法限制向儿童销售不健康的食品，如糖果、软饮料、蛋糕和其他零食。有些措施是相当有成效的。世界卫生组织呼吁对含糖饮料征税，并促使学校改进食品政策。目前，已有 40 个国家对高糖食品征税。举个例子，在墨西哥，这项政策卓有成效。墨西哥人是软饮料的狂热爱好者，当政府开始征收糖税时，含糖饮料在当地的销售量锐减将近 8 个百分点。征收糖税不仅有助于人们养成更健康的生活习惯，从理论上来说，政府还可以利用征收糖税产生的收入开展更多预防性的工作，从而营造出健康的生活环境。

除了立法和税收政策外，还有许多方法可以促进健康的行为。荷兰行为学家罗伊·赫曼斯（Roel Hermans）对此有很多奇思妙想。他认为我们应当适当减少高热量食品的分量（当然分量也不会太少，因为没人愿意买一包只有 3 颗巧克力豆的 M&M's）并增加健康食品的分量。这种分量上的调整完美地体现了所谓的分量效应：在饮食行为中，人们倾向于根据自己得到的食物分量来调整自己的食量，即有多少吃多少。这样，人们在不知不觉中就摄取了更多的健康食物，并减少了不健康食物的摄取量。食品生产商可以通过调整食品包装的大小，找到有助于维持这一"默认效应"的适中分量。

我们可以开动脑筋，变着法地利用这一分量效应。以麦当劳的奶昔为例。假如把中杯做成小杯，把小杯做得更小，那么人们通常还是会选择中杯。利用分量效应，也有助于缓解货架上小包装食品堆积如山而大包装食品寥寥无几的情况。假以时日，人们就会对小份习以为常，并更容易选择小份。很明显，许多人都愿意循规蹈矩。假如超市可以把小包装食品的价格调整得更亲民一些，那就更好了。但现实情况是，包装越大的食品，其单位重量的价格就越便宜。如果是洗衣粉，这没问题，但就不健康的食品而言，这通常会让人做出错误的选择。

研究表明，假如食物的分量加倍，那么人们会多摄取 35% 的食物。如此，大份的食物似乎形成了一种视觉刺激，使人们下意识地吃得更多。相比之下，在吃不健康的食物时，这种情况更容易出现。想象一下，在一个一切随你享用的自助餐宴会上，丰盛的美食正向你招手，在这种场合，你很有可能会吃得比在家里时更多。此外，当更大份的食物放在面前的时候，你也更容易大口进食，这意味着你的口腔与食物接触的时间大为缩短，而食物与口腔的充分接触是人体产生饱足感的重要环节。因此，米其林三星餐厅里所提供的那些摆盘精致的美食（大餐盘里精心摆放的小份食物）以及食客们小口品尝、优雅咀嚼的进餐方式，实际上非常有助于产生实实在在的饱足感，而食客们摄入的能量通常也较少。不过，唉，米其林三星餐厅的美食太过昂贵，可能在你感到饱足之前，你的银行账户就先空了吧。

简而言之，尽管我们有调控食欲的激素来使我们感到饥饿或是饱足，但我们的主观意识还是可以凌驾于这些激素释放的信号之上的。比如仅仅是因为发现某种食物特别美味可口，或是特别享受品尝美食时的那种感觉，我们就可以在吃完 3～4 道菜品并已感到酒足饭饱后，还有余力吃下那块搭配打发奶油的热苹果蛋糕。希望知识盒 7 中的内容能帮助你在这个充满美食诱惑的世界里保持本心。

第六章

增强新陈代谢，
促进能量消耗

我们的能量都消耗在了哪里

在某个生日派对上，你对自己说，"我只吃一小块儿蛋糕，就尝个味道。夏天马上就要到了……"坐在你旁边的人苗条得令人嫉妒，你暗忖，"哦，那个可怜的人肯定靠吃黄瓜过活。"不过，这想法错得有点儿离谱。首先，你的邻座吃了个有你的蛋糕两倍大的蛋糕，然后喝了两杯可乐（还不是健怡可乐），最后还配着酱料吃完了一整排薄脆饼干。像这样的人，必须每周跑个马拉松才能保持苗条身材吧！你小心地向邻座询问他平时是不是经常运动，他的回答令你大为震惊，"我根本不爱运动，遛狗的时候我会外出散会儿步。运动？哦不……"

一个不爱运动又吃得好像今天就是世界末日似的人是如何保持苗条身材的呢？欢迎来到新陈代谢的奇妙世界！许多人把人体的新陈代谢系统看作一种内燃机，就像汽车里的引擎一样，可以随心所欲地开关，只不过燃料不是汽油，而是脂肪和糖类。不过，这个系统根本不像我们所说的这样简单。汽车里的内燃机已经足够复杂了，而人体比汽车要复杂得多。因此，我们要在这里给大家开个速成班，讲一下有关新陈代谢的知识。

不管你是在跑马拉松还是在看电视放松，你体内的每个细胞都在不断地燃烧营养成分（尤其是脂肪酸），并将它们转化为高能物质和热能。肠道细胞、神经细胞、脂肪细胞、肌肉细胞……所有细胞都参与人体的新陈代谢，不过有些细胞的贡献大，有些细胞的贡献小。举例来说，假如你正在跑马拉松，你的肺部细胞和肌肉细胞的负荷就更重；假如你刚吃完饭，你的肠道细胞就需要加班加点来消化食物、吸收营养。由于每个体细胞都参与新陈代谢，所以我们可以把人体每日能量总消耗分成以下几个组成部分。

第一个组成部分是静息代谢，即你在休息时需要消耗的能量。休息时，你的心脏也在不停跳动，你的身体需要维持体温，你的脑在持续思考，你还需要调控激素水平。仅仅是维持静息状态，消耗的能量就占用了近 60% 的每日能量总消耗。女性的静息能量消耗约为每天 1 400 千卡，而男性为每天 1 800 千卡，因为平均而言，男性较女性体型更大，肌肉也更多。

第二个组成部分是食物的热效应。为了维持人体的新陈代谢，重中之重是需要进食。当然，消化食物、吸收营养并储存多余的脂肪和糖类也是需要消耗能量的，我们将这种现象称为"食物的热效应"。食物的热效应轻易地就占用了 10% ～ 15% 的每日能量总消耗。的确，仅仅是进食就会消耗能量，不过吃一把芹菜需要消耗的能量远多于吃一碗布丁，这是因为芹菜的结构更为复杂。

最后一个组成部分是活动产热（产热＝能量消耗），即你从事活动，比如散步、聊天、工作以及锻炼所需要消耗的能量。这部分占用 25% ～ 30% 的每日能量总消耗。

为什么"坐不住的人"更苗条

为什么有些人有好似无底洞的胃口却不怎么长胖，即使他们看上去也不怎么运动？活动产热可能会很好地解答这个问题。这里的重点是"看上去"，因为实际上许多人要比想象中更活跃。对比一下克里斯和乔治这两位同事吧。克里斯 40 多岁，轻微发福，是个办公室职员，除了午休时会走去餐厅买个三明治当午餐，一天到晚都坐在办公桌前。假如有问题需要与同事沟通，他宁可发邮件也不愿直接去同事的办公室。他的同事乔治，50 岁出头，看起来身材保持得不错。乔治在手机上安装了一款应用，这款应用每 45 分钟就提醒他站起来拉伸一下腿脚，并来回走动 10 分钟。他通常会先倒杯水喝，然后去找同事讨论一下问题。他还有个特制的办公桌，可以让他站着办公。

尽管克里斯和乔治做着同样的工作，但乔治每天要比克里斯多消耗很多能量，而且消耗得悄无声息。克里斯长期伏案办公，每小时大约消耗 80 千卡能量，而乔治站着办公，每小时很轻易地就能消耗 100 千卡能量。乔治的体型也更魁梧一些，肌肉也更多，这意味着他的静息能量消耗也较大。再加上其他体力和脑力活动额外消耗的能量，一天下来，克里斯和乔治所消耗的总能量就会产生相当大的差距。

现在，许多人平均每天有超过 12 小时是坐着的，大多坐在电脑前或电视前。再加上平均每天 7 小时的睡眠时间，那大约有 19 小时不是坐着就是躺着，这一时长远远超过了我们的先祖。而且，这并不是个好消息，因为久坐的人通常更胖，更容易患糖尿病，患心血管疾病的风险也更高。那么，我们怎样才能改善这种久坐不动的生活方式呢？通过每天运动？或采用其他的方法？

几年前，荷兰的科学家对这个问题进行了研究，有 3 组实验对象参与了实验：第一组（对照组）每天久坐长达 14 小时；第二组坐 13 小时，剩下的 1 小时进行运动；第三组坐 8 小时，剩下的 6 小时中 4 小时用来走动，2 小时用来站立。为了研究哪一组的新陈代谢最旺盛，研究人员要求实验对象都喝下一杯含糖饮料，随后对他们的代谢指标进行测量，以此来判断哪一组对饮料中所含糖分的代谢最好。意料之中，久坐 14 小时的对照组没能胜出。但令人吃惊的是，用走动和站立代替久坐的第三组的表现优于用运动代替久坐的第二组。仅仅 4 天后，差别就显现出来了。该研究结果表明，每天运动 1 小时并不能消除久坐一天所带来的负面效应。其他一些研究也证实，站立几小时，以及有规律地进行短距离走动，会使你更加健康。此外，研究还表明，在工作的间歇四处活动一下，有助于改善你的情绪。因此，你可以试着升高你的办公桌，并从现在开始站着办公，这也有助于预防背部问题。假如同事向你投来怪异的目光，你可以这么告诉他们："温斯顿·邱吉尔（Winston Churchill）总是站着写他的演讲稿。"

想要改善你的健康状况，你不必去跑马拉松，而是可以遵照我们的建议来做（知识盒 8）。除了站着办公，有规律地进行短距离走动等方法也可以在不知不觉中帮助你消耗更多能量。比如你可以前后晃动你的腿，或者一直玩钥匙、订书机或其他办公用品。

有些人通常会无意识地做这些事，我们称他们为"坐不住的人"。基于这种现象的研究表明，相较于体重超重的人，身材苗条的人往往更加坐不住。而就是这种坐立不定，有时甚至能帮助你完全逆转掉久坐带来的负面效应。因此，假如你正在寻找一种简单的减重方法，那么去买个减压球（它不会产生任何噪声），或者时不时地提个臀吧（没人会看见）。

知识盒 8 | 通过运动增强新陈代谢的小贴士

通过每天多运动，你可以增强新陈代谢，并可以多消耗几百千卡的能量。

☆ 你的工作需要久坐伏案吗？如果是，那么你可以换一张可调节高度的办公桌，然后每天站立工作几小时，并试着每小时停下手中的工作，四处走动一番。

☆ 准备一个计步器，试着每天至少走 10 000 步。

☆ 尽可能地多动。时不时地、有意识地收缩你的肌肉，可以用你的笔敲击桌面，或者不停地摆弄一些小东西。

☆ 养只狗！

褐色脂肪的发现

经常站立、四处走动、坐立不定，这些都能有效地增加你日常的能量消耗。还有一种将能量转化为热能的方法，即新陈代谢，这与我们体内的褐色脂肪密切相关。没错，我们体内有两种脂肪，白色脂肪和褐色脂肪，到目前为止，我们一直谈论的身体脂肪都是白色脂肪。两种脂肪都得名于它们的颜色，你大概也猜到了。关于褐色脂肪存在的证据，最早可以追溯到大约 1551 年。那时，瑞士博物学家康拉德·格斯纳（Konrad Gessner）形容褐色脂肪"非脂非肉，而是介于两者之间"，而且格斯纳还指出了非常重要的一点：褐色脂肪是一个器官，从许多方面看上去，它都似乎是白色脂肪和肌肉的集合体。

生物学家很早就知道冬眠的动物（如刺猬）体内有大量的褐色脂肪。当刺猬冬眠时，它们只依靠自己的脂肪储备就可以度过整个冬季。在冬眠期间，它们通过尽可能地保持较低的体温（体温可低至接近冰点），可以消耗极少的能量。当快要从冬眠中苏醒时，它们的身体会快速回暖。要做到这一点，它们得启用体内的"小型加热器"，迅速将脂肪和糖类转化为热能，从而使体温升高、身体回暖。这个小型加热器，就是褐色脂肪。

婴儿体内也有大量的褐色脂肪，尤其是在肩胛骨之间。这些褐色脂肪对婴儿是十分重要的，因为婴儿头部相对较大，散热较快，且婴儿还没有形成足够的肌肉，也就不能通过发抖来产热（这是因为当你瑟瑟发抖时，你的肌肉会收缩，从而产生热能）。通过燃烧褐色脂肪，婴儿可以过得温暖又舒适。

褐色脂肪经历了进化过程中的大浪淘沙，能留存至今是十分了不起的。我们的史前先祖在饥荒时期虽然依靠白色脂肪过活，但他们也经历了极寒的冰河纪。由于依靠发抖来产热需要消耗大量能量，在物资匮乏的艰难时期，如果能有个器官可以从内而外地温暖身体，那实在是再好不过了。最后一个冰河纪已经过去很久了，现在我们的居所都十分温暖宜人，因此从青春期开始，当我们的肌肉开始增多时，我们可以有效地通过发抖来产热，也就没那么依赖褐色脂肪了。在我们脱离幼儿期后，储存在我们肩胛骨之间的褐色脂肪基本消失不见。在很长一段时间内，人们认为褐色脂肪的消失对人类是有益的，不过近来的研究结果表明，这种看法并不完全正确。

褐色脂肪的再次发现，从某种程度上来说是个幸运的巧合。大医院的核医学科常用 PET 进行癌症检测。为了检测到癌细胞，工作人员会将一种类糖的放射性物质注射到患者的血管中。由于癌细胞有较高的代谢率，需要吸收大量糖分，它们在 PET 图像上显得比正常细胞亮。然而，在大概 15 年前，核医学专家在审阅这些 PET 图像时注意到了一些异常：一些在冬季接受 PET 检查的患者的图像上，在某些奇怪的地方，比如脖子处和主动脉周围，扫描信号较强，表示该处的细胞吸收大量糖分。这些地方都不是肿瘤的高发区域，那么这里到底发生了什么呢？核医学专家决定对在 PET 图像上显示出异常的组织进行活检。当在显微镜下检视这些样本时，核医学专家简直不敢相信自己的眼睛，他们发现这些组织中充满了微小的脂肪滴，而且它们与"微型发电站"——线粒体紧密排列在一起。样本中还含有一种褐色脂肪独有的蛋白质。令他们惊讶的是，他们再次发现了褐色脂肪！此后，许多研究都表明成年人体内仍有褐色脂肪存在。

当成年人暴露在温暖环境中一段时间后，再接受 PET 检查，结果显示褐色脂肪只吸收了很少量的糖分甚至不吸收糖分。这是很合理的，因为如果温度适宜，褐色脂肪就不必很活跃。但当同一个人暴露在较冷的环境中（15 ~ 17 ℃已经够冷了）两小时后再接受 PET 检查，图像上就会显示大片活跃的褐色脂肪信号带，尤其是在脖子和主动脉附近，信号更加明显（图 7）。越年轻、越苗条的人，体内的褐色脂肪也越多。年轻的成年人体内约有 300 克褐色脂肪，当然，这分量和白色脂肪比起来不值一提（人体内的

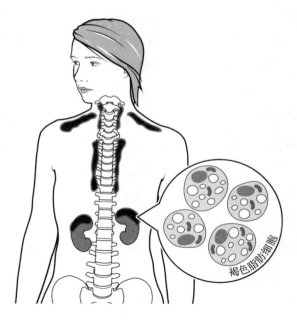

图 7　成年人体内褐色脂肪的分布

白色脂肪可重达几十千克）。随着褐色脂肪的再次发现，一个新的研究领域诞生了。

能燃烧脂肪的"好脂肪"

褐色脂肪的发现能否解决人们的体重超重问题呢？要回答这个问题，我们必须首先来深入了解一下褐色脂肪的生物学功能。比如褐色脂肪怎么"知道"自己该"启动"产热过程了呢？我们的身体里有个非常精巧的系统，可以告诉它何时该启动了。我们的皮肤上到处都是温度感应器，感应着人体所暴露的环境是冷是热（就像我们客厅里的温度计一样），并将信息传递到脑中的温控中心，而温控中心位于下丘脑。我们稍早之前提到，下丘脑是人体的主控塔台，调控着我们的新陈代谢和食欲，还处理着来自人体各处的信息，并决定我们需要加强火力还是降低温度。如果需要降低温度，那么可以通过皮肤中血管的扩张使人体出汗，达到散热的目的。比如你可能会注意到如下现象，当你蒸桑拿时，由于血管扩张，你的皮肤会泛红，体表温度会升高。当我们需要升温时，脑就会通过某些神经向褐色脂肪发出"启动"的指令，这个过程通常只需要几秒钟。褐色脂肪在收到指令后，会同时开启多个生化过程，它们的目的只有一个，那就是产热。

和白色脂肪一样，褐色脂肪也是由很多脂肪块组成的。假如我们将其中一块脂肪放大，就会发现它是由无数褐色脂肪细胞构成的，就像我们腹部和髋部的脂肪是由白色脂肪细胞构成的一样。不过，由于功能不同，褐色脂肪细胞看上去和白色脂肪细胞很不一样（图7）。由于白色脂肪细胞主要是用来储存脂肪的，所以其内的一个巨大脂肪囊泡几乎占据了整个细胞，而褐色脂肪细胞中含有许多微小的脂肪滴，其中夹杂着大量线粒体。线粒体是细胞的发电站，正是这些线粒体，使褐色脂肪呈现出了棕褐色。

当人体暴露在寒冷环境中时，脑就让褐色脂肪启动了，一切都发生在顷刻间。脂肪酸从脂肪滴上脱落，成为细胞新陈代谢的燃料，线粒体负责燃烧这些脂肪酸。褐色脂肪细胞中的线粒体和其他细胞中的有些不同，因此在必要的时候，褐色脂肪细胞可以通过燃烧脂肪实现只产生热能而不产生高能物质。

不过，这是否意味着我们可以通过增强褐色脂肪的功能来减重呢？答案是肯定的，就像接下来芭芭拉的故事告诉我们的那样。

○ ● ○

褐色脂肪能帮你减重吗：芭芭拉的故事

芭芭拉是一位61岁的女士，在一家成衣店工作，已婚，有两个已成年的女儿。工作之余，她喜欢做瑜伽和烹饪。芭芭拉一辈子都很苗条，并且十分注重保持自己的身材。然而，奇怪的事情发生了。芭芭拉说道，"我发现自己最近常常感到饥饿，午餐时的一个三明治已经不能让我吃饱了。下午，我甚至饿到去食品柜里扫荡了整个饼干桶。我的同事都注意到了我的反常，而且他们都知道我总是很在意自己的体重，极少会如此地毫无节制。晚餐时，我还会多吃一份食物，即便如此，到晚上临睡前，我又饿了。"

尽管芭芭拉胃口大增，但她并没有增重。事实上，她的体重开始减轻。3个月后，体重秤上的数字显示，她已经瘦了5千克。"当从成衣店的镜子里看到自己的时候，我发现身上的衣服像是挂在身上了一样，脸也变得十分瘦削。老顾客们看到我都问，'你是不是病了？你看上去太瘦了。'有时，我自己也觉得奇怪，我会无缘无故感到热！"芭芭拉决定再观察观察，不过1个月后，她又轻了1千克。这时，她决定去看医生。然而，医生也搞不明白芭芭拉体重减轻的原因。芭芭拉的血液检测结果毫无异常。"甲状腺功能正常，其他检测结果也出来了，一切正常。"

于是，芭芭拉被转到了综合性医院，以检测她是否有炎症反应或是其他造成新陈代谢过快的原因。有可能是肿瘤吗？"我真的开始担心了。我究竟怎么了？几天后，我接受了PET检查，扫描图像显示出了异常。"在靠近髋部的位置有一圆形肿块，直径为6厘米，能吸收大量糖分。这是炎症吗？或者是肿瘤？医生取了一块组织进行活检，以确定肿块的细胞类型。活检结果很快就出来了，这些细胞里充满了脂肪和线粒体。肿块是个十分罕见的良性褐色脂肪瘤。切除这个褐色脂肪瘤后，芭芭拉的饥饿感减轻了。术后1个月内，她的体重增加了10千克。

○ ● ○

在芭芭拉的故事里，我们可以看到，当体内有一定分量的额外的褐色脂肪时，你可以快速减去不少体重。尽管她的经历非常罕见，但褐色脂肪的这一"副作用"，正是科学家们梦寐以求的。我们有可能通过刺激体内已有的褐色脂肪来增强新陈代谢吗？即使我们体内仅有 300 克褐色脂肪。

本书作者之一玛丽特·布恩所在的荷兰莱顿大学医学中心的科学家们想要深入研究褐色脂肪对健康人群的新陈代谢有多大贡献，于是进行了一项实验，让健康的年轻男性躺在有冷水流过的特制床垫上，使他们快速暴露在寒冷环境中。毕竟，寒冷是激活褐色脂肪的天然信号。研究人员分别在低温刺激开始前和结束后测量了实验对象的代谢率。仅仅 2 小时后，这些年轻男性的代谢率就平均增加了 200 千卡/天，相当于一年可以多燃烧 8 千克脂肪。看上去似乎并没有消耗很多脂肪，但对于体重严重超重的人来说，减去 8 千克脂肪已经可以对健康产生许多积极的影响。举例来说，他们的身体会对胰岛素更加敏感，这会降低他们的血糖水平，进而降低他们患糖尿病的风险。而且，血脂水平的降低也有助于减少脂肪在肝脏的囤积。

褐色脂肪研究领域里有一群日本科研急先锋，他们决定测试并彻底研究褐色脂肪在改善代谢方面的潜力。10 名健康的年轻男性参与了这项实验。实验的环境温度为 17 ℃（低于正常室温），实验组每天在这一温度下待 2 小时，对照组则不需要经历这一低温刺激，整个实验持续 6 周。你猜，实验的结果是什么？经历低温刺激的实验组中的每个实验对象在 6 周的时间里都减掉了将近

1 千克的脂肪。

当然，健康的年轻男性并不是这项研究的目标人群，我们真正希望的，是低温刺激能有助于肥胖和糖尿病患者减重！由荷兰马斯特里赫特大学的科研人员公布的一项研究的数据表明，肥胖患者在经历为期 10 天的"低温治疗"（穿 T 恤和短裤，每天在室温为 14 ～ 15 ℃的环境中待上 6 小时）后，体内的褐色脂肪会增多。短期的低温治疗对于糖尿病患者也有着良好的效果。经历这种低温治疗后，糖尿病患者对胰岛素的敏感度大为提高，其每天的胰岛素注射量也将近减半。这也许可以部分归功于褐色脂肪。不幸的是，我们还不清楚这种良好的效果可以持续多久。从这些研究中，我们可以知道褐色脂肪有助于增强新陈代谢、减少白色脂肪。有一些简单的方法可以帮助你训练自己的褐色脂肪（知识盒 9）。

知识盒 9 ｜ 利用褐色脂肪增强新陈代谢的小贴士

褐色脂肪将我们摄入的能量转化成热能，以此帮助我们减去脂肪。褐色脂肪对低温刺激十分敏感。这里有一些简单的方法可以帮助你每天训练自己的褐色脂肪。

☆　每次洗澡时，在最后几分钟用冷水冲洗。

☆　偶尔泡个冷水澡。

☆　在冬季时，每天把暖气的温度调低几度，同时不要穿毛衣，几小时后再把温度调回来。

☆ 让孩子们经常在室外玩耍，不要穿外套。（孩子们感冒不是因为寒冷，而是因为病毒！）

☆ 多在户外而不是健身房锻炼，骑车去上班，尤其是在天冷的时候。

☆ 吃辣椒，喝咖啡和绿茶。

☆ 时不时地吹吹冷风没什么大碍！

让我们迎接寒风吧

大多数人并不喜欢寒冷的环境，在冬天，他们宁可裹着毯子蜷缩在沙发上（这可不会激活你的褐色脂肪）。于是，科学家们进行了大量研究，试图找出除了低温刺激之外的可以激活褐色脂肪的方法，比如激素疗法、饮食疗法以及药物疗法。到目前为止，这类研究都主要在小鼠中进行。

我们之前提到过的甲状腺激素，就是一种能激活褐色脂肪的激素。甲状腺激素可以穿透褐色脂肪细胞的细胞膜，并利用褐色脂肪来增强新陈代谢。这也许是甲状腺功能亢进患者常常感到燥热，且食欲增强但体重减轻的原因之一。褐色脂肪的正常运转也离不开甲状腺激素。因此，即使周围环境的温度在正常范围内，甲状腺功能衰退患者也会感到冷，他们的体重还会增加。

食物中的某些成分，如辣椒素、儿茶素和咖啡因也可以激活小鼠的褐色脂肪。激活褐色脂肪的药物名单可能每周都在增加，抗糖尿病药物、治疗注意缺陷多动障碍的药物，甚至有些治疗膀胱疾病的药物都已在小鼠模型中被证明可以通过激活褐色脂肪来增强新陈代谢。此外，还有一种方法可以增强褐色脂肪的活性。研究表明，在某些条件下（如低温刺激或者某些药物治疗），小鼠的白色脂肪细胞可以转化为褐色脂肪细胞。听上去是不是很不可思议？想象一下，我们有如此多的白色脂肪细胞，假如我们可以把其中的一小部分转化成褐色脂肪细胞，那么我们的新陈代谢能力可以较大地提升。有些研究人员甚至更进一步，他们通过吸脂，将白色脂肪细胞吸出体外，在细胞培养皿中进行培养，并用一种物质处理它们，使它们转化为褐色脂肪细胞。随后，研究人员再将这些褐色脂肪细胞重新导入体内，以增加体内的褐色脂肪总量。尽管这听上去很像是科幻小说，但这种实验已在小鼠中获得了成功！所以，谁知道以后会发生什么呢……

不过很不幸，小鼠研究的结果并不总能直接应用到人类身上，毕竟，小鼠不是人类。此外，由于体型较小，小鼠体内的褐色脂肪占比要远高于人类，因此激活褐色脂肪的方法在小鼠模型中效果显著。比如当小鼠体内的褐色脂肪被激活时，小鼠可以在几周时间内减掉一半的体脂。此外，它们的血糖和血脂水平也会急剧下降，甚至动脉粥样硬化的程度还能减轻。

科学家们在人类中也观察到了一些很有意思的现象。比如，健康的年轻男性若连续 6 周服用含有辣椒素（辣椒中的活性成分）的药物，则可以有效增强新陈代谢，这可能是因为他们体内的褐色脂肪变得更加活跃了。目前，许多药物正在进行临床实验，鉴于初步结果看上去很有希望，关于褐色脂肪的各种研究仍在继续。低温能有效激活褐色脂肪已经是毋庸置疑的了，不过药物和食物对于褐色脂肪的长期作用还有待研究。因此，在确切答案出来之前，我们还是通过多吃辛辣食物、多洗冷水澡来给自己降降温吧！

第七章

警惕，紊乱的生物钟会诱发肥胖

○ ● ○

乱掉的生物钟：弗朗西斯卡的故事

　　弗朗西斯卡是位空姐。这份工作虽然让她很开心，也很丰富多彩，但有时也很颠簸动荡（既是字面意思，也是形象生动的写照），同时还严重破坏了她的昼夜节律。"我清楚地记得，在飞往纽约的一趟航班上，我们遭遇了大量的气旋，然后飞机陡然下降了好几米。""系好安全带"的标志亮了起来，座椅靠背在颤抖，笔记本电脑发出响亮的碰撞声，杯子也在震颤，一位白发男士把热咖啡撒在了自己的西装上。弗朗西斯卡听到人们在咒骂。一个刚刚学步的孩子开始号啕大哭，她的母亲急忙给她寻找玩具。弗朗西斯卡用了好一会儿才适应发生的事情。她优雅地将金色的长马尾辫甩到身后，迈着坚定的步伐走向那位因打翻了咖啡而手忙脚乱的男士，然后轻巧熟练地帮他清理了西装。她耐心地微笑着，并确保机舱里的其余乘客都能安然度过这次出乎意料的严重颠簸。"很幸运，颠簸最终结束了，我们在纽约安全着陆。"

　　几小时后，弗朗西斯卡终于回到了酒店的房间。在这趟飞行之后她已精疲力竭，但同时她非常迷惘，因为生物钟告诉她现在已是深夜，而窗外却阳光灿烂。弗朗西斯卡说道，"我踢掉了鞋子，瘫倒在房间里的特大双人床上。唉，我已将刚才航班上发生的事抛诸脑后，只想睡觉。我太累了，还头疼，我觉得自己有点儿生病了。我说不上来自己是饿了，还是完全不饿，幸运的是，我在包里找到了一板巧克力。为了奖励一下自己，我掰开吃了一块，我告诉自己只能再吃一块，但当我意识到的时候，我已经狼吞虎咽，一口气吞下了一板巧克力。在飞来纽约的几天前，我刚从一趟飞往曼谷的洲际航班上下来。我真的很不确定自己的身体在那一刻处于哪个时区。现在，在纽约，还只是下午 4 点。我应该做些什么呢？是强打起精神先去吃个晚餐，还是放弃抵抗，投身美好的酒店大床，蜷缩于雪白的被单之间？"

○ ● ○

经常跨时区旅行或上夜班的人可能会在弗朗西斯卡的故事中找到自己的身影，他们好似完全迷失了方向，疑惑自己到底该不该睡觉。铺天盖地的疲劳感和对高脂食物的渴望席卷而来，使人无法抗拒。扰乱体内的生物钟会使你付出相当大的代价。近几十年来，全世界上夜班的人数激增。据估计，在工业化国家中，有 15% ～ 20% 的工人需要倒班。上夜班的人更容易体重超重，患病的风险也更高，包括患糖尿病、慢性肾病，以及潜在的某些癌症的风险。造成这种情况的原因是什么呢？当你的生物钟被扰乱，你的脂肪和食欲会发生怎样的改变呢？你的身体是如何知晓现在是什么时间的呢？

谁在调控我们生活的节律

当我们审视整个宇宙的时候，会发现所有的事物都有自身的节律——地球和其他行星的自转，四季更迭，昼夜交替，树木枯荣，生老病死。人体也不例外。自18世纪，人们就已经知晓生物体内存在着某种生物钟，控制着该生物生活的节律。当时，法国天文学家让雅克·德奥尔特·德梅兰（Jean-Jacques d'Ortous de Mairan）正在研究一种植物，他发现当有光照的时候，植物的叶片会打开，而当光照消失时，叶片又会闭合。他把这种植物置于黑暗的橱柜里后，发现它的叶片还是会在固定的时间开合。很显然，叶片的开合并不依赖于光照，而是由这种植物内部的生物钟调控的。

长期以来，我们并不清楚这种生物钟的运作机制，也不清楚人体内是否也存在类似的生物钟。直到近几十年，这一研究领域才有了突破性的发现，而发表这一研究成果的科学家最终获得了诺贝尔奖。20世纪70年代，美国科学家西莫尔·本则尔（Seymour Benzer）和他的学生罗纳德·科诺普卡（Ronald Konopka）发现，果蝇体内的一个未知基因的突变完全扰乱了它们的生物钟。他们将这个基因命名为"period"（意为周期），该基因编码的蛋白也因此得名"PERIOD"。在20世纪80年代，美国有其他科学家继续研究该基因。他们成功地分离出了该基因，并发现 PERIOD 蛋白在晚上会聚集于细胞核内，在白天则会降解。令人讶异的是，PERIOD 蛋白水平的波动是以 24 小时为周期的，和人体的睡眠觉醒周期完全吻合。但是这幅拼图还缺少关键的那几片。是什么在特定时间抑制了 PERIOD 蛋白在细胞核内的表达，使它无法持续地生成呢？

不久，另一位美国科学家迈克尔·杨（Michael Young）回答了这个问题。除了 *period* 基因，他还发现了与 *period* 基因的功能密不可分的另外两个生物钟基因，并将它们分别命名为 "*timeless*"（意为永恒）和 "*doubletime*"（意为加速）。这两个基因既能使 PERIOD 蛋白得以进入细胞核，又能抑制 *period* 基因的活性，从而使 PERIOD 蛋白在细胞核内不至于过量聚集。这个神奇的机制让细胞中的蛋白质有了以 24 小时为周期的节律。由迈克尔·杨、杰夫瑞·霍尔（Jeffrey Hall）和迈克尔·罗斯巴希（Michael Rosbash）组成的研究团队，发现了生物钟运转的机制。通过生物钟，人体得以与自然节律相契合。这是一个伟大的科学发现，他们也因此获得了 2017 年诺贝尔生理学或医学奖。

自从发现自然界的所有事物都有其各自的节律后，人们对自身生物钟的了解也越来越透彻。人体的生物钟在很大程度上决定了我们的睡眠模式、激素活动、体温、血压，以及进食行为。科学家们发现，人体的中央生物钟位于下丘脑，因此下丘脑除了作为人体的主控塔台释放与接收激素，调控食欲、新陈代谢和体温外，还肩负着其他重要任务。你可以把下丘脑想象成挂在客厅墙上的款式经典的大挂钟，它按照固定的节律嘀嗒嘀嗒地走着，并为人体其他部位定下了节奏。就在不久之前，科学家们发现人体的各个器官都有其独有的生物钟。你可以把这种情形想象成床头柜上的闹钟和其他房间里的小挂钟，这些钟以一种奇妙的方式互相联结，并通过下丘脑中的中央生物钟实现同步（图 8）。

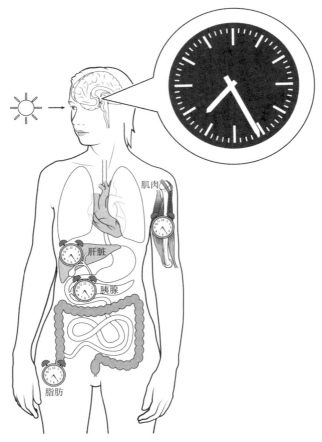

图 8　人体的生物钟是由下丘脑中的中央生物钟和各个器官中的小生物钟组成的

当糟糕的生活方式扰乱了生物钟

我们的进食模式会影响生物钟。现在已经很清楚了，假如我们破坏了自身的节律，比如在半夜暴饮暴食，那么各个器官中的小生物钟就混乱了，它们与中央生物钟的联系也会受到干扰。人们半夜进食的情况比我们想象的要更频繁发生，当然，也有人只是夜里突然饿了，偶尔想要吃点儿东西。但是，想一想那些上夜班的人，或者就像故事里的空姐弗朗西斯卡那样跨越多个时区的旅行者，他们必须在夜里进食。在夜里进食会扰乱新陈代谢，也会让某些生理指标，如夜间血糖水平升高。下丘脑中的中央生物钟告诉身体这时本不应该进食，并立即向所有器官中的小生物钟传达了同样的信息。假如进食还是不可避免地发生了，那么胰腺里的小生物钟是第一个清醒过来的，这样它就可以通过迅速开始合成胰岛素来处理人体从食物中吸收的糖分。这立刻扰乱了其他无数小生物钟的节律，进而导致人体机能的失衡。

随着研究的深入，科学家们越来越了解生物钟被扰乱后会给人体带来怎样的灾难性后果。就像我们之前提到的，生物钟紊乱的人通常更容易体重超重，健康状况也更堪忧。我们今天生活的社会对我们的生物钟有着深远的影响。下丘脑中的中央生物钟不仅会对夜间进食做出反应，而且会对明暗变化产生尤为强烈的反应。这是因为下丘脑可以通过眼睛感知明暗。黑暗触发了"睡眠激素"——褪黑素的生成，使你感到困倦，并轻易入眠；阳光则会抑制褪黑素的生成。在夜间，暴露在光亮中也会扰乱中央生物钟。在弗朗西斯卡的故事中，她到达纽约时其实是白天，而她的身体却认为已是深夜，这时如果她想要按照当地的时间来调整自身的生物钟，那么她最应当做的是将自己暴露于明亮的阳光中，这样她的中央生物钟就会知道她的生理机能必须仍然保持清醒。假如她打算明天就飞离纽约，并希望维持在原先时区时的生物钟，那么她最好还是调暗房间里的灯光或是戴上眼罩，好好地睡一觉，以避免阳光或灯光通过瞳孔向脑传递"现在还是白天，请保持清醒"的信息。"确保房间是暗的"，这是给入睡困难者的首要建议之一，其他的建议还包括卧室要布置得令人放松，通风要良好，附近没有电视机和与工作相关的事物，睡前不要进行体力和脑力活动，不要在正常入睡前打盹儿，适量饮酒等。

　　有些激素的分泌有较强的节律性，而且对睡眠觉醒周期的紊乱反应灵敏，皮质醇就是其中一种激素。我们还知道皮质醇也叫"压力激素"，因为它会在人体承受压力时大量生成（关于这一点，之后我们会详细讲述）。日复一日，我们都需要皮质醇来参与人体中的一系列生化反应（包括糖代谢），以及维持免疫系统的正常功能。当新的一天到来时，在早上4～6点之间，皮质醇会大量生成并进入血液中，其水平会在你即将醒来或刚刚清醒时（即早上七八点）达到顶峰。你可以将皮质醇看作一种"觉醒激素"。在你醒来后的1小时中（即皮质醇水平峰值过后），皮质醇水平会急剧下降，随后下降速度逐渐放缓；在午餐时或午餐后，皮质醇水平会出现另一个小峰值；在午夜至凌晨3点之间，皮质醇水平会降至谷底，这对于保证睡眠质量非常重要。这一过程是经过精确校准的，你可以观察一下当你熬夜（扰乱你的生活节律）后会发生什么，以及当你产生所谓的"假后返工时差"时会发生什么。

○ ● ○

为何如此渴望零食：艾瑞克的故事

艾瑞克和朋友们度过了一个愉快的夏夜。他特意只喝了一罐啤酒，因为第二天的工作会很繁忙，而他必须保持头脑清醒。虽然他只喝了一罐啤酒，但不管怎样，事情还是完全失去了控制。最后，他整晚都和朋友们待在阳台上聚会，他们坐在老旧的秋千上，聊足球，讲段子，纵情笑闹，直到深夜。如果是在工作日，那么这会儿显然已经很晚了。大约午夜时分，他们的朋友，也就是住在隔壁的约翰，开了炸锅开始炸鸡块。众人欢呼着，一盘炸鸡块眨眼间就被哄抢一空。直到凌晨两点半左右，艾瑞克和两个朋友才骑自行车离开。在回家的路上，他们路过一家小吃店时，艾瑞克肚子里的馋虫冒了出来。空气中弥漫着油炸食物的诱人香气，他的胃叫嚣着，还想再来一份油炸小食。他们停下自行车，点了炸串大快朵颐，艾瑞克还买了一板巧克力。真是人间美味呀！尽管已经吃饱喝足，但艾瑞克仍吃掉了巧克力。他回到家中，看向镜子时，发现自己的嘴角沾着巧克力，下巴上还有大蒜酱汁。幸运的是，他成功地爬上了床，并没有惊醒女朋友；但他不敢亲吻她，因为满嘴都是大蒜味儿。第二天一早，在睡了不到3个半小时后，艾瑞克起床了。由于没有得到足够的休息，他感到心跳如雷、头痛欲裂。冲过澡后，他觉得稍微精神了一些，于是打开冰箱，给自己倒了一大杯巧克力牛奶，然后在4片厚切的白面包片上涂满了厚厚的巧克力酱。他已经准备好迎接新一天的挑战了！

○ ● ○

睡眠不足为何使人发胖

睡眠不足会使你胃口大开！但这胃口却是有针对性的，你尤其想吃高热量食物——换言之，你渴望零食。因此，艾瑞克在聚会后还热衷于吃炸串的现象完全是个生物学现象。研究表明，即使只有1个晚上的睡眠时间少于5小时（由"卧床时间"决定），也会扰乱饥饿激素的正常分泌。在前几章中，我们解释了饥饿激素——促生长激素释放素是如何使我们产生饥饿感的，以及瘦素是如何使我们产生饱足感的。睡眠不足可以使促生长激素释放素水平升高，使瘦素水平降低，这就是为什么睡眠不足使你感到饥饿。所有这些改变都会导致过度饮食，尤其是摄取过多不健康的食物。假如艾瑞克习惯了熬夜以及在不恰当的时间进食（吃夜宵），那么这些都可能导致相当程度的体重增加。你可能认为清醒和活跃的时间越长，身体就会自动消耗更多的能量，事实也的确如此，但是多消耗的这部分能量不足以抵消因渴望零食而过量摄入的能量。

众所周知，睡眠不足会导致许多问题，比如情绪化、注意力不集中、记忆力减退、反应变慢（因此，睡眠不足易导致意外事故增多）、免疫力降低、皮肤衰老加快，但睡眠不足对食欲和新陈代谢的影响却鲜为人知。睡眠不足似乎能导致体重超重，还会使体内血糖水平升高，因为细胞对胰岛素不敏感了，这也为日后糖尿病的发生和发展埋下了伏笔。

的确，流行病学研究表明，睡眠不足与疾病（如肥胖、糖尿病以及心血管疾病）之间有着密切关联，当睡眠时间少于六七小时时，两者之间的相关性尤为明显。我们不能忽视这一问题，因为美国国家睡眠基金会的一项大型调研显示，每 5 个人中就有 1 个人在工作日晚上的睡眠时间不足 6 小时。还有很多研究数据可以证明睡眠时间和体重之间的关系。有一项睡眠研究长期跟踪项目调查了两组女性实验对象长达 16 年，一组实验对象每晚的睡眠时间在 7 小时左右，而另一组每晚的睡眠时间少于 5 小时。在 16 年的时间里，睡得少的这一组的平均体重增加量要多于睡得多的那一组。

与此相反，英国伦敦国王学院的研究人员发现，充足的睡眠能使人对食物做出更好的选择。当研究结束时，结果显示接受并遵照建议做到每晚多睡 1 个半小时的人，能减少摄入 10 克添加糖，每天摄入的碳水化合物也少于没有接受该睡眠建议且睡眠时间较短的人。

英国的另一项大型研究跟踪调查了超过 100 000 名女性，最终研究结果表明，睡在不完全黑暗的卧室中的女性的体重要比睡在完全黑暗的卧室中的女性重。这一结果被认为与食欲激素无关。实际上，是中央生物钟受到外界光线的干扰，又反过来影响了新陈代谢。

为了能够坚持健康饮食，你需要保证充足的睡眠。近年来，许多研究都表明睡眠严重不足与体重超重之间的关系不仅仅与食欲激素——促生长激素释放素和瘦素水平的变化有关，还有许多其他因素参与其中，睡眠质量就是其中之一，而且睡眠质量比睡眠时间更为重要。

肥胖是影响睡眠的一个重要因素。肥胖患者通常患有阻塞型睡眠呼吸暂停低通气综合征（OSAS），第四章中的罗伯就患有这种综合征，表现为鼾声响亮，间或伴有短暂的呼吸停止（呼吸暂停），血氧水平有所下降。患者因为舌头和上腭附近的肌肉松弛，以至于堵塞了气道；具有典型的"肘印"，因为打鼾者的伴侣经常用手肘戳刺其身侧，使其停止打鼾、恢复呼吸；睡眠质量显著下降，从而导致肥胖；在白天经常感到疲累，偶尔也会睡着，并且很难集中注意力。此外，假如患有肥胖并受到 OSAS 的困扰，那么日后发生心血管疾病的风险也较高。尽管现在我们还无法完全弄清楚这些疾病之间的联系，但造成心血管疾病发生风险高的原因有可能是周期性的血氧不足。OSAS 常见于中年男性肥胖患者，历史上的一些著名人物，比如拿破仑（Napoléon），也受到 OSAS 的困扰。还有温斯顿·丘吉尔（Winston Churchill），他体重严重超重，尽管他是站着写演讲稿的……幸运的是，OSAS 是可治的。治疗方法包括使用一种可以使下腭前伸的特殊装备，或者在夜间带上一个特制的氧气面罩，这会改善睡眠质量，使患者在白天不那么累，也能有精力开始进行体育锻炼。要知道，OSAS 是体重超重的潜在因素，它可能阻碍减重。因此，假如你可能患有 OSAS，但又想减重，那么就需要特别注意这一点了。

新的一天从一顿早餐开始吧

我们的生物钟很强，我们吃的食物种类和分量不太会对它产生影响，但我们吃的时间会。你可能已经听说了不吃早餐是有害的，此外，早餐被认为是一天之中最重要的一餐。确有研究表明，不吃早餐与体重增加相关，并可能导致肥胖、糖尿病以及心血管疾病。因此，从这个角度来说，当你意识到有 20% ～ 30% 的美国人不吃早餐，而且随着肥胖越来越流行，早餐的消耗量却下降了时，事情就很有趣了。尽管我们时常听说不吃早餐可能会使减重变得更加困难，但迄今为止还没有长期研究证明吃早餐有利于减重。最近的一项研究也显示，并非所有不吃早餐的人都会增重。

那么为什么不吃早餐会有害健康呢？你可能认为不吃早餐会缩减摄入的能量。长期以来，我们都假定不吃早餐会导致你在接下来的时间里吃更多零食，而这些零食的热量要比不吃早餐所缩减下来的能量还要高。但以色列特拉维夫大学的达尼拉·雅库波维奇（Daniela Jakubowicz）教授和她的研究团队发现，事实并非如此。他们的研究表明，吃早餐会影响负责血糖和胰岛素水平调节的器官中的小生物钟，能有效激活生物钟基因，这些基因能维持血糖、血压和体重水平的稳定。他们甚至还建议，为了确保生物钟基因正常表达，应该在早上 9 点半之前吃早餐。吃早餐对健康人群和糖尿病患者的生物钟基因的表达都是有益的，而不吃早餐的人体内的生物钟基因的表达就没那么活跃了。因此，假如你想维持自己的生物钟，那么就按时吃早餐，让新的一天从一顿健康的早餐开始！

还有研究表明，在早上摄取一天内的大部分食物明显更有利于健康。当然，食物的营养价值比它所含的热量更重要。莱顿大学医学中心的研究人员发现了一个有趣的现象——小鼠体内的褐色脂肪在早上更为活跃，这意味着早上的新陈代谢更加旺盛。假如这一发现也适用于人类，那么在早上你可以更快地消耗掉所摄取的食物。这再一次表明，"早餐要吃好，午餐要吃饱，晚餐要吃少"这句俗语在 21 世纪的今天仍然是一条颠扑不破的真理！

溜溜球效应：减重、复重的无限循环

食欲激素很容易受各种因素的干扰，睡眠不足就是其中之一，此外，还有溜溜球效应。溜溜球效应指的是我们所熟悉的在减重过程中体重减轻又复重的循环。这是所有关注自身体重的人都不想经历的。是什么导致了溜溜球效应呢？在第三章和第五章中，我们介绍了溜溜球效应的生物学原理，还介绍了瘦素。但这可怕的现象背后还隐藏着更多的秘密，它们与食欲激素密切相关。

○ ● ○

靠节食快速减重后：香特尔的故事

香特尔今年 34 岁，是位品貌兼优、潇洒率真的女性，但近些年来，她的体重逐年增长。"青春期时，我的体重比较正常，体型可能稍稍有些丰满，但没什么特别值得提起的地方。在 27 岁第一次怀孕时，我体重暴增，在孕期中增重了 21 千克，而生产后我只减掉了增加体重的一半。我有意识地决定用母乳喂养儿子，因为我知道，这不仅对他有益，还能帮助我迅速消耗多余的热量。不幸的是，6 周后我不得不停止母乳喂养，因为我得了乳腺炎。"

在香特尔第二次怀孕时，也就是 3 年后，同样的事情发生了。这一次，她"仅仅"增重了 18 千克，但之后她只减掉了大约 10 千克。丈夫亲昵地称她为"甜美可爱的小海象"。"我很想笑，但在内心深处，我觉得这样的昵称仿佛利刃加身。当我看向镜子的时候，我清楚地意识到他为什么会这么叫我。我的确看上去像一头海象，而且是一头丑海象，头小、身子大，大腿基本上被厚厚的脂肪层所掩盖。我伤心欲绝。"

接下来的几年，香特尔的体重逐渐增加。她晚上很难入睡，饮食也不规律，常常不吃早餐，却在正餐之间吃很多不健康的零食。此外，作为需要照看年幼孩子的母亲和在广告公司工作的职场女性，双重身份带来的双重压力使得她备受煎熬。孕期和分娩后的激素改变、睡眠不足、饮食不规律和压力过重，所有这一切都导致了她体重增加。

香特尔决定通过急速节食来快速解决体重超重的问题，而不是寻求专业的帮助。首先，她实施了为期两周的果汁节食法，随后，她又在网上订购了代餐奶昔。她每天只摄入500～600千卡热量。"我拒绝参加一切社交活动。我宁可错过生日派对，也不会和学生时代的老朋友一起外出聚餐。在海滩上，我会婉拒朋友一起吃冰淇淋的邀请，然后我苗条的女性朋友就会劝我说，'吃吧，就一个冰淇淋而已！'但我的决心不可动摇。我的减肥计划成功了！不管怎样，在8周时间里，我减掉了5千克体重。但我不像以前那样精力充沛，也没能达成多加锻炼的目标。尽管我每晚会散散步，但我的切身感受与各种网页上所宣传、保证的'我将迸发新的能量'不太一样。10周后，我又换了一种节食方法，这种方法看上去和正常饮食没什么区别。我一天吃三餐，在两餐之间尽可能吃健康的零食，但我仍旧感到饥饿。不论多么努力，我还是注意到我的体重在缓慢地攀升，几个月后，我的体重恢复如初，甚至还比之前重了1千克！这是怎么回事？"

严格节食后体重反弹是一个很常见的现象。除了令人崩溃之外，它常常会导致快速的体重减轻－复重循环，即溜溜球效应。假如严格节食不能与饮食习惯和生活方式的改变齐头并进，那么可能会导致肥胖！在缺乏足够强度的体育锻炼时，更是如此。只有在完全改变生活方式的情况下，极低热量的饮食方法（如每天摄入不足 800 千卡热量）才会有持续减重的效果，此方法的实施尤其需要科学的指导。然而，长期来看，严格节食并接受行为方式改变干预的人，其减重效果和那些只接受行为方式改变干预的人看起来没什么区别。从这个角度看，严格节食的效果通常是短暂的。这也非常合理，因为没什么人能够一辈子都坚持每天只靠 500 千卡热量生活，即使有人能坚持，他们也很可能患上了各种营养缺陷疾病。

长期摄入极低的热量有益健康的观点大多源于在动物实验中的发现。来自荷兰伊拉斯姆斯大学医学中心的杨·荷伊马克斯（Jan Hoeijmakers）教授以衰老方面的研究著称，他发现低热量饮食可以延年益寿。当果蝇、线虫、啮齿类生物、奶牛和狗终身节食（也称为"限制热量"）时，同样的结果反复出现：少量食物使新陈代谢的效率更高，因此在细胞层面对身体造成的伤害较小，从而可以延长寿命。限制热量是否会延长人类寿命还没有定论，但无论如何，限制热量并不是一件简单易行的事，尤其是在人们无时无刻不受到高热量食物诱惑的当今社会。

让我们回到香特尔的故事中来。她也经历了几个限制热量摄入的时期，结果如何呢？她再一次全身心地投入到她的节食大业中，连续几周都吃极少的食物。起初，她的体重有所下降，但在接下来的几个月中，她的体重又迅速反弹，这是溜溜球效应的范例。就在几年前，来自澳大利亚墨尔本大学的科学家进行了一项具有突破性的研究，从很大程度上揭示了溜溜球效应这一神秘但令人崩溃的现象背后的原理。50 位体重超重或肥胖的实验对象参与了这项研究，在为期 10 周的时间里，他们需要按照一份极低热量的食谱进行饮食。研究人员会在饮食计划开始前、10 周后（即节食结束时）以及 1 年多（62 周）时对这些实验对象血液中的食欲激素水平以及他们的胃口进行检测。研究结果与预期一致，实验对象平均减掉了 13 千克的体重，瘦素和胰岛素水平也都有所降低；饥饿激素——促生长激素释放素水平实际上有所升高；其他食欲信号的变化也与预期相同。归根结底，就是饥饿激素水平升高而饱足激素水平降低。因此，实验对象应当感到更加饥饿。的确，实验对象表示，在通过急速节食来快速减重后，他们的食欲有所增强。

接下来，我们将迎来这项研究中具有突破性的那部分发现：在成功减重 1 年多后，研究人员还能在实验对象体内检测到这些激素水平的变化，这样的变化导致实验对象食欲大增、饱足感减弱，使他们仍旧感到非常饥饿！这一发现震惊了学界，并催生了许多关于溜溜球效应的新见解。在此之前，人们总是假定一旦你停止节食，你的身体就会迅速恢复原状。但这项研究首次表明，节食会长期影响你的食欲调控系统，并且该系统是否会恢复如初还尚不明确，因为目前还没有长期研究的数据来支持。我们所知道的是，通过急速节食来快速减重，你的新陈代谢会减缓，因此你不仅会食欲大增，而且你如果还和以前吃得一样多，体重就会增加。一项关于美国减重比赛节目《超级减肥王》参赛者的研究显示，通过急速节食来快速减重的影响有多么深远。在比赛中，参赛者通过严格节食、高强度运动以及参加培训来减重，在 30 周的时间里，他们平均减掉了高达 58 千克的体重，但他们也为此付出了巨大的代价。在比赛结束后，他们的代谢率急剧下降，虽然他们已经开始加强体育锻炼，但代谢率的下降幅度仍达到 600 千卡 / 天。6 年后，这些参赛者平均复重了 41 千克，并且他们的代谢率仍旧维持在相当低的水平。从这项研究中，我们可以得出一个惊人的结论，那就是假如一个肥胖患者通过严格节食来减重，那么成功减重后，他的新陈代谢会变缓，最终他能摄取的食物量要少于和他减重后的体重相同但从未肥胖过的人。此外，成功减重后，在这些曾经的肥胖患者体内，食欲调控系统和新陈代谢仍旧是紊乱的，他们的体重极易反弹。因此，对于某些人来说，通过急速节食来快速减重也是一个增重的良方。

目前，科学家们正致力于找出避免我们的食欲调控系统受到低热量饮食干扰的方法，从而使新陈代谢保持原样。只有这样，我们才能确保那些倾尽所有来减重的节食狂热爱好者们可以长久地维持他们的减重成果。现在，那些为了减重而尽其所能拒绝一切的人（别忘了食物所带来的社交功能）受到的影响最为巨大。这不仅仅是因为一旦他们放弃节食，体重就会反弹，人们就会因此认为他们是"弱者"，还因为他们对自身的评价十分严苛，常常为自己再一次的减重失败感到绝望和羞耻，却没有意识到隐藏在节食减重失败背后的生物学原理，那就是食欲调控系统使他们的体重轻易反弹。

有时候，人们会采用果汁节食法或其他节食法来调理身体，并美其名曰"排毒"。倡导这类节食法的人认为这类节食法可以使消化系统获得休息，并使器官可以集中力量将人体内残余的废物排出。这完全是无稽之谈。人体已经有一个完美的自我清理体系，那就是我们的消化道，其中的干细胞会有规律地分化成为新的肠道细胞，以维持肠道细胞的新老交替，肠道菌群也会密切监控微环境的改变。目前维持消化道健康的最好方法就是摄取富含膳食纤维和其他营养的健康食物，以及足够的液体（如水）。当然，我们的肾脏和肝脏也在坚守岗位，过滤出我们体内的有害物质。因此，不要上当受骗，不要去购买无用的、价格虚高的"排毒"或"调理"产品。你可以把省下来的钱放进孩子的储蓄罐里，或者用它们来为邻居买个漂亮的小礼物——这些才是真正能给你的生活带来益处的做法！

形形色色的减肥法

为了使体重减轻或维持在一个健康的水平，并避免溜溜球效应，除了急速节食减肥法，人们还提出了各式各样的减肥法。比如有人发誓终身节食，并自称"克朗尼"①。他们每天摄入大约 1 800 千卡热量，比他们正常所需要的热量少 10%～30%；主要限制蛋白质的摄入，但保证摄入足够的膳食纤维、维生素和矿物质。根据荷伊马克斯的观点，长期摄取较少的食物会使身体进入节能模式，并且由于生长缓慢、细胞分裂较少，DNA 受到的损伤也较小。如此，人体细胞会自然而然地保持良好状态，衰老得以延缓。初步研究表明，长期（平均 15 年，还没到一辈子）采用 CRON 饮食法对人体的总体健康状况的确是有益的，但这并不意味着你必须一直限制饮食。

还有些人尝试了不同的饮食节律。当下，间歇节食法非常流行，该方法只在一段时间内对摄入的热量进行限制。比如某一天你只摄入了所需热量的 25%，那么第二天你就可以随心所欲地尽情吃喝。周期性节食法是间歇节食法的一种变体，指的是你每周节食 1 天或 2 天（然后剩下的 5 天或 6 天不用节食）。间歇节食法的目的是在限制热量摄入的同时避免减缓新陈代谢或扰乱食欲调控系统。由于不同人在使用间歇节食法时的时间安排各不相同，我们无法通过进行大规模的科学研究来准确地解读其背后的原理。通过动物实验，科学家们发现间歇节食法不仅对脑、肠道菌群以及延缓衰老都有益处，还能减少炎症标记物的数量。大多数临床研究的结果则显示，间歇节食法只能使体重略微下降，其对于代

---

① 译者注：音译自 "CRON"，一种限制热量但保证营养的饮食法，简称 "CRON 饮食法"，采用这种饮食法的人称为 "CRONies"。

谢参数，如血糖和胆固醇水平的影响十分有限。间歇节食法和限制热量法的减重效果相当，因此从短期来看，间歇节食法似乎是个不错的选择。那么间歇节食法是不是减重神器呢？很不幸，目前我们对间歇节食法的长期作用还知之甚少，需要对其进行继续研究以观后效。

　　还有一种有趣的方法，我们称之为"限时节食法"。尽管该方法仍处于实验阶段，但看上去很有前景。使用这种方法时，每天摄入的能量并不受限制，但每天允许进食的时间跨度大幅缩短。我们可以吃得和以前一样多，但是必须在更短的时间内完成进食。在大多数研究中，进食时间的跨度从 6 小时到 12 小时不等。在这段时间之外，需要严格禁食，但可以喝水。科学家们在啮齿类动物模型中发现，限制进食的时间跨度对动物的体重和新陈代谢都产生了有利影响。有初步证据表明，这种方法也适用于人类，但我们还需要更多研究数据来确认其产生的有利影响究竟有多大。美国科学家舒布赫鲁兹·吉尔（Shubhroz Gill）以及萨奇达南达·潘达（Satchidananda Panda）在著名的《细胞代谢》（*Cell Metabolism*）杂志上发表了一项有趣的研究，他们利用智能手机上的应用软件来研究不上夜班的成年人的进食模式。大多数成年人进食非常频繁，令人惊讶的是，他们在早上摄入的能量最少（少于一天摄入的总能量的 25%），而在晚上 6 点后摄入的能量最多（多于一天摄入的总能量的 35%），这意味着他们进食的时间跨度平均长达 15 小时。研究结果表明，那些体重超重并且每天进食时间跨度长约 14 小时的人，如果能将进食时间跨度缩短为 10 小时或 11

小时，他们的体重就会减轻，精力会更加充沛，睡眠质量也会大大提高！这种改善甚至可以持续到一年之后。同时，这也与我们的生物钟息息相关。因此，我们需要密切关注的不仅仅是进食的内容，更重要的是进食的时间点以及时间跨度！

月经周期：特殊的生物钟

最后，我们要介绍一种特殊的生物钟，那就是女性的月经周期，它以月而不是日为波动周期。在月经来临前的 1 ～ 2 周，有些女性会受到情绪波动的困扰，变得情绪低落、易怒、渴望高热量食物，比如巧克力。这些标志性的特征在月经结束后也随之消失。尽管这种情况对于许多女性来说可能并不陌生，但我们还不清楚究竟是什么导致了这一切。意识到自己有对高热量食物的渴望已经可以有效地帮助我们避免暴饮暴食，因为眼不见为净（比如不在家里储存这类食物）。

所有这些生物钟都悄无声息地在我们体内运转着，但我们通常只会在因睡眠不足、跨时区旅行、在不恰当的时间进食（比如吃夜宵）或通过急速节食来快速减肥而扰乱了这些精密调控的自然节律后，才会意识到它们的存在。所有这些扰动都会使我们增重。荷兰有句谚语，"人生应当由休息、卫生和规律来支配"，这一生活的智慧在今天仍然是适用的。

第八章

压力为何让我们发胖

想象一下如下场景：你正位于一架距离地面大约 4 千米的小飞机的机舱里，飞机颠簸而拥挤。你看向窗外，窗外是一望无垠的农田，房屋看上去像点缀其间的小黑点。你因恐惧而呼吸困难、心跳如雷，一时间各种思绪纷至沓来——为什么我疯狂地想来跳伞？着陆要领是什么来着？要把伞绳拉下来然后把腿伸向身体前方吗？万一降落伞没打开怎么办？万一……这时，飞机舱门打开了，教练冷静而坚定地说道，"我们正处在恰当的高度，现在可以跳了。头后仰，然后下落……去吧！"

你现在感受到的就是压力——急性应激压力。此时，你的身体里正在上演一场奇妙的生理变化：脑通过神经纤维向肾上腺发出信号，促使其生成肾上腺素。这一切都发生在电光石火之间，并启动了下丘脑中的连锁反应，释放出促进压力激素生成的物质。这些物质将信号传递给人体的"中央分泌腺"，即位于鼻梁之后、下丘脑之下的垂体。垂体随后分泌另一种调节激素——促肾上腺皮质激素，促肾上腺皮质激素会通过血液循环到达肾上腺。在应激反应过程中，肾上腺向血液中释放出大量的皮质醇。

肾上腺素和皮质醇（均为压力激素）使你心跳加速、血压骤升。这是很有用的，因为血液循环加速有助于人体将额外的糖分和氧气运送到包括脑在内的器官，使你能够快速且有条理地思考，这在考试过程中尤其常见，正好可以解释为什么适度的紧张实际上是有利的。此外，大量的能量以糖的形式被运送到我们的肌肉中，这些糖来源于我们肝脏和肌肉中的糖原储备。压力激素促使糖原迅速分解成可以被肌肉利用的糖，这是非常有用的，假如此刻突然有只饥饿的猛虎向你扑来，而你需要飞奔逃命，你的肌肉就会迅速将这些糖转化成能量和行动，尽管当你距离地面4千米时，饿虎大概根本就不是你所需要担心的事。

最后，压力激素的整个连锁反应趋于停滞，皮质醇的生成因受到垂体和下丘脑的双重影响而逐渐减少，人体的应激反应也逐渐消失了。假如一切顺利，你会安全着陆，再一次脚踩实地。

目前，压力是研究的热点。据美国心理学协会统计，大多数美国人正经受着中度至重度的压力。全世界的许多人也感受到了不同程度的压力，这些人包括努力工作的白领、工人，辛勤教书育人的老师，为学业和繁忙的社交生活所累的不同年龄段的学生，以及挣扎求生的单身母亲。

我们通常认为压力来源于一个人的自身能力与自我或社会期望之间的不平衡，这种不平衡是由许多压力因素造成的，有工作方面的，也有个人生活方面的。压力在方方面面都影响着脑。比如短期高强度的压力能使我们出色地完成某些任务，例如竞技运动、考试或赶在截止日期前完成重要项目。但是，如果压力过大，我们的表现反而会有所下滑。假如压力一直存在，而我们又无法在有效排解压力方面获得帮助，那么压力就会成为长期困扰我们的问题。

令人震惊的是，压力作为流行病出现的时间，恰巧与肥胖作为流行病出现的时间相吻合。迄今为止，全世界大约有 39% 的成年人体重超重。越来越多的迹象表明，这两种流行病是相关的，而科学研究正逐步揭示压力是如何使你发胖的。

压力的种类

在我们解释压力和体重超重为什么经常同时出现之前，大家还需要注意一个重点，那就是压力可以分为不同的种类，除了应激性的心理压力（例如跳伞时你所感受到的压力）外，还有各种生理压力。

我们都有过以下经历：蜷缩在床上好几天，因高热而发抖，脑子里仿佛塞满了棉花，毫无食欲，肌肉无力，甚至浑身酸痛。简而言之，你患了严重的流感。这也是一种压力。你的身体会合成大量的皮质醇来应对这种情况。当压力来源于疾病时，人体并不会对脑中记录过的压力事件所产生的信号做出反应，而是会对为了抵抗流感病毒所释放的炎性物质做出反应。这些炎性物质向脑报告病毒感染的存在，脑则会释放信号，以减轻炎症。随后，下丘脑和垂体就会合成额外的调节激素，促使肾上腺生成更多的皮质醇。皮质醇功能广泛，其中一种功能就是减轻炎症、促进恢复。

正是因为皮质醇有消炎作用，所以人们常用含有类皮质醇物质的药物（我们称之为"皮质类固醇"）来消炎或治疗炎性疾病，以及过敏症状，比如哮喘或类风湿性关节炎。由于在炎症反应中，皮质醇大量生成，因此炎症实际上也是一种生理压力。同理，慢性疼痛也是一种生理压力，因为它导致了压力应对系统的持续性激活。在前一章，我们也看到了睡眠不足和紊乱的昼夜节律是如何导致身体出现压力反应的。总之，压力是一个宽泛的概念，而我们的身体无法区分心理压力和生理压力。无论受到哪种压力，我们的身体都会进入生存模式，开始合成更多的皮质醇。

○ ● ○

极端压力之下：米拉的故事

米拉41岁，是一位小学老师，她的丈夫名叫雅各布，和她育有3个孩子。米拉定期去健身房锻炼，每天骑自行车上下班。尽管如此，随着时间的推移，她感到身体出现了一些变化。"在健身房锻炼时，我再也无法用双腿推动重物，我的肌肉越来越无力。我的体重增加了，肚子上开始出现很粗的紫红色皮纹。我的脸开始浮肿。因两颊发红，我都不需要再搽腮红。我的衣服尺码从38码变成了42码，月经周期也变得不规律了。"

米拉的记忆力也迅速衰退，她时常忘记班上学生的名字，更令她沮丧的是，她甚至记不起自己在家长会上讲了什么。她注意到了丈夫的疏离。"当看向镜子里的自己时，我仿佛看见了另一个人——一个大腹便便的女人，脖子后面挤着一团肥肉，眼睛里暗淡无光。我脸上长出了长汗毛，而头发却大把大把地掉。我毫无性冲动，甚至厌恶自己。一天，我穿着最喜欢的黑色绣花上衣在校门口等着接孩子放学，很显然，这件上衣让我肚子上的赘肉原形毕露，一个刚出校门的孩子欢快地问我，'你是不是怀孕了？'当时，我只想找个地缝钻进去。"

然后，雅各布丢下了一颗重磅炸弹。米拉不再对他有吸引力，他认为她放任自己变成了一个肥胖的、脾气暴躁的女人。他告诉米拉，他爱上了另一个女人，这使米拉伤心欲绝。

几个月后，米拉因为严重的肠炎住院了。在做影像检查时，医务人员碰巧发现她右侧肾上腺肿大。她辗转了几家医院进行检查，进一步的检查发现她右侧肾上腺内有一个肿块，这个肿块在持续不断地分泌过量的皮质醇。因此，米拉体内的压力激素水平长期过高，并导致了一系列的症状。最终，米拉被诊断为患有库欣综合征。"这解释了我的肌无力、肚子上的赘肉以及记忆力衰退。"

米拉接受了手术治疗，切除了右侧肾上腺内持续分泌激素的肿块。在接下来的几个月中，雅各布意识到米拉是因为病了才变得不像她自己，进而无法控制外表和性格变化。他对她的爱意复苏了，他决定回归家庭。

不幸的是，这个故事的结局并不是"他们从此过上了幸福的生活"。在术后的一年内，米拉经受惊恐发作的困扰，她肚子上的赘肉以及记忆力衰退的情况并没有改善，还出现了肌肉疼痛和极度疲劳的症状。她竭尽全力在康复期时回到了工作岗位，医生也给她开了处方药进行治疗。尽管如此，米拉的健康状况还是不见明显好转，后来她失业了。

几年过去了，米拉的身体正在缓慢地恢复。她脸上的浮肿消失了，精力变得充沛，她的恐惧也逐渐淡去。她又回到了健身房，开始了减重之旅。

○ ● ○

米拉的故事描述了体内皮质醇水平长期过高可能带来的后果。我们知道慢性压力，不论是心理的还是生理的，都会导致健康问题。库欣综合征，即前文中米拉所患的疾病，是非常罕见的，但你可以将它看作一种慢性压力的极端模型，它会导致身体生成过量的皮质醇。这种病症多由生理压力造成，显示出过量皮质醇对人体器官（其中也包括了脂肪）机能所造成的深远影响。在很短的时间内，库欣综合征患者的内脏脂肪剧增，脖子后面会出现大块脂肪的囤积，脸颊也会变得更加圆润，而四肢的皮下脂肪却减少了，肌肉也出现了萎缩，这意味着四肢的力量减弱了。与此同时，患者血压升高，胆固醇代谢和糖代谢紊乱，还可能出现情绪低落。此外，这一罕见的病症还有其他一些典型症状，比如紫红色的粗皮纹、痤疮、薄而敏感的皮肤、自发性淤伤、难以愈合的创口，女性患者还会出现月经紊乱、毛发过量生长的现象。有些女性患者甚至每天都需要刮胡子！

假如患者通过手术切除了会导致皮质醇过量分泌的肿块，许多症状也会随之消失。然而，在很长一段时间内，患者都还将受到内脏脂肪囤积和记忆力衰退的困扰。

有慢性压力的人更易发胖吗

每个人的身体都有各自应对压力的方式。每个人经受的压力是不同的。对于任何压力事件，比如挚爱离世，每个人的感受也各不相同。有的人可能因为宠物的离去而长久地沉浸在悲伤之中，夜不能寐，甚至心悸；有的人在伴侣去世后却能较快地从悲痛中走出来，继续正常生活而不产生任何生理症状。

为了了解为什么慢性压力对一些人的影响要大于另一些人，我们有必要知道压力激素——皮质醇并不是"独行侠"。和其他激素一样，皮质醇也需要受体（激素接收器）来向体细胞传导信息。我们称这类受体为"皮质类固醇受体"，它们几乎遍布全身各种细胞表面，包括脂肪细胞表面。有意思的是，每个人对皮质醇的敏感度是不同的，这主要取决于皮质类固醇受体对皮质醇的敏感度。这种敏感度在很大程度上是可遗传的，因此在你出生时就已经定型了，而皮质类固醇受体基因在其中起了重要作用。编码这个基因的DNA有多种变体，这意味着有些人会比另一些人对皮质醇更敏感。

将近一半的人都携带一个特定的皮质类固醇受体基因变体。荷兰伊拉斯姆斯大学医学中心利斯贝特·范罗森的研究团队发现，携带这一变体的人，对皮质醇的敏感度增加。另一项有趣的发现是，携带这一变体的人常常大腹便便，有较差的胆固醇代谢、糖代谢和较少的肌肉，也更容易患抑郁症。这些特征常见于长期暴露于过量皮质醇的患者，比如像前文中的米拉一样的库欣综合征患者。

与此相反，皮质类固醇受体还有另一种对皮质醇较为不敏感的变体，有 5% ～ 10% 的人携带这种不敏感变体。在他们身上，我们可以看到与敏感变体相反的、实际上有利于健康的影响。比如我们发现不敏感变体的男性携带者通常有更大的肌肉质量和力量，身材也更为高大；不敏感变体的女性携带者通常有更为纤细的腰肢，这提示她们的内脏脂肪可能更少。两者的代谢状况也都更有利健康，他们的胆固醇水平较低，患糖尿病的风险也较低，人均寿命也更长。从生物学角度来看，这一小部分不敏感变体携带者似乎在出生时就注定成为更"抗压"的人。如此说来，两个年龄相当、饮食习惯和生活方式类似的人，在经受同等的压力时，他们的脂肪表现可能大相径庭，因为其中一个人"受上天眷顾"，携带对皮质醇不敏感的基因变体，而另一个人则不携带。

压力与皮质醇

在研究压力是否会使人发胖之前，我们首先需要检测压力。尽管可以通过调查问卷来反映一个人所经受的心理压力，但这显然不能检测这个人身体里的压力应对系统是如何应对这些压力的。

因此，我们需要检测体内的皮质醇水平。血液检测是一种有效的检测手段，但在上一章我们可以看到血液检测有一个问题：皮质醇水平不是恒定的，它会在一天内上下波动。皮质醇有昼夜节律，在夜深人静时水平升高，在我们即将清醒时达到峰值水平。此外，许多人觉得抽血本身就是一件令人备感压力的事，因此血液中的皮质醇水平可能主要反映了他们对针头的恐惧……我们还可以通过唾液和尿液来检测皮质醇水平，但这些方法都有其各自的局限性，而且它们更倾向于反映某个特定时刻所经受的压力的大小，而不是慢性压力的大小。

作为科研人员，我们想要检测人体内皮质醇水平随时间的变化，为此我们引入了一种在法医学中已经广泛应用的方法。研究显示，我们的头发从血液中吸收皮质醇，所以从头发中可以轻易地检测出皮质醇的水平。由于头发平均每月长 1 厘米，那么每厘米新生头发就反映了当月体内皮质醇的平均水平。因此，离头皮最近的 3 厘米头发反映了最近 3 个月内皮质醇水平的变化。头发越长，我们就越有可能重建个体的生理压力变化时间线，这就好比树木的年轮一样。

头发分析为科研工作者研究肥胖患者体内的皮质醇水平是否长期过高提供了便利，从而避免了使用针头或采集尿液样本。在荷兰伊拉斯姆斯大学医学中心，我们采用这种类似美剧《犯罪现场调查》（*CSI: Crime Scene Investigation*）中的方法来研究肥胖与压力之间的关系，并获得了成功。我们的研究表明，患有肥胖的成年人头发中的皮质醇水平的确高于体重正常的人。接着，我们还想知道这一结论是否适用于儿童，为此我们以超过 3 000 名的 6 岁儿童为实验对象进行研究，发现头发中皮质醇水平最高的那些孩子，患肥胖的概率是其他孩子的将近 10 倍。我们还进行了另一项研究，发现在超过 280 位老年人中，皮质醇水平最高的那些老年人，受心血管疾病困扰的概率大约是其他老年人的 2.5 倍。在这组实验对象中，我们发现皮质醇水平和吸烟、高血压这两种因素一样，与糖尿病、心血管疾病的患病风险有同等程度的关联。也许在将来，体检时不仅需要筛查这些经典的心血管疾病风险因素，还需要检测生理压力水平。

　　然而，我们还需要更进一步的研究来证实这种关联是否具有因果性。换句话说，就是弄清楚高皮质醇水平会导致肥胖，还是肥胖会导致皮质醇水平升高，才使得我们更容易在肥胖人群中检测到高皮质醇水平。在对库欣综合征的研究中，我们已经知道过量的皮质醇会导致体重增加，但更多、更具有说服力的迹象表明，肥胖反过来也可以使皮质醇水平升高。相关研究正在持续进行中。

皮质醇与脂肪

　　体内皮质醇水平长期过高对人体机能影响深远，其中最明显的，是过量皮质醇通过与脂肪细胞表面的皮质类固醇受体结合，从而影响脂肪的重新分布。这会导致四肢的皮下脂肪减少以及肌肉萎缩，而内脏脂肪增加。我们现在已经知道了，内脏脂肪是最有害健康的一类脂肪。脂肪增加时，可以产生某些脂肪激素和炎性物质，从而导致糖尿病、动脉粥样硬化和代谢问题，甚至会引起负面情绪。

在研究肥胖和压力的学者之间常常流传这样一个笑话，"压力（stressed）倒过来拼写就是甜点（desserts）。"且不论这是不是一个巧合，这两个词确实紧密相连。换句话说，压力使人渴望高热量食物，这也是皮质醇水平过高导致体重增加的另一个重要原因。皮质醇向位于下丘脑的食欲控制中心发出信号，然后你就开始感到饥饿，尤其想吃高糖、高脂食物，即零食！这也许解释了当你备感压力的时候，为什么你更愿意吃一大板巧克力而不是一份沙拉。此外，更糟糕的是，有证据显示高糖食物会使皮质醇水平升高。这是多么可怕的恶性循环！

皮质醇可以从不同途径影响人体机能，从而导致糖尿病。比如有的人因为长期吃过量的不健康食物而导致体重增加，最终发展为肥胖。随后，囤积在他腹部的大量内脏脂肪可以通过不同方式使他体内的皮质醇水平升高，从而使他更加渴望零食。如今，这些不健康食物在各个街角比比皆是。我们每天接触不健康食物的频率要远远高于健康食物，这会造成什么后果呢？你会吃得更多，从而使减重变得更加困难。

有的人也会发现自己长期处在一个充满压力的环境中，也许是因为有财务方面的问题，也可能是因为刚刚失业，或者是因为正面临离婚危机。这种心理压力会刺激人体生成更多的皮质醇，进而增强人们对高热量食物的渴望，促进体重增加，尤其是内脏脂肪的增加，而这会使体内的皮质醇水平进一步升高。人们最终会陷入一个恶性循环。肥胖背后的压力还没有得到妥善解决，这正是单纯饮食建议不足以解决肥胖问题的原因。其中有关心理学的部分，比如心理压力、睡眠模式紊乱、慢性疼痛以及其他压力因素，还有我们的行为习惯（饮食、运动），都需要相关手段的干预。

皮质醇还可能通过影响褐色脂肪导致体重增加。还记得吗？褐色脂肪是有益的脂肪，能将我们摄入的能量转化为热能。你的褐色脂肪越活跃越好，至少在你想减重或是维持健康体重的时候最好是这样的。动物研究表明，皮质醇水平过高会抑制褐色脂肪的活性。尽管这一结论可能也适用于人类，但就像我们之前提到的，小鼠不同于人，我们还需要进一步研究。

酒精也可以使你的皮质醇水平升高。许多人都喜欢在感受到压力的时候喝点儿红酒、啤酒或者更上头的酒。在短暂性的压力事件发生之前，比如在大庭广众下演讲之前，一杯含酒精的饮料的确可以抑制急性应激反应，使人更放松一些，但我们显然不应该大力推广这一举措。

长期过度饮酒完全就是另一回事儿了。坐在沙发上喝着啤酒、看着足球比赛的大腹便便的男人，或是过度喜爱雪莉酒的建筑工人都已是停留在人们脑海中的老旧印象，过度饮酒在各个社会阶层都很普遍。人们在周五下班后的聚会上、学生联谊会上以及体育俱乐部的餐厅里，也都更容易摄入过量酒精。

头发分析显示，长期过度饮酒的人体内的皮质醇水平要比不饮酒或曾经过度饮酒但现已戒酒的人高出 3～4 倍。啤酒肚的形成有一部分要归因于过高的皮质醇水平。在医学界，过度饮酒者的临床表现有时也被称为"伪库欣综合征"。过度饮酒除了会使皮质醇水平升高，进而导致内脏脂肪囤积外，还可以通过降低男性睾酮水平、抑制脂肪燃烧、削弱自我控制能力（这意味着我们更容易冲动地摄取零食）以及因饱足感缺失而增加能量摄入导致体重增加。你可以将酒精视作导致体重超重的潜在因素。许多人摄入的酒精量都严重超标了。据世界卫生组织统计，过度饮酒造成了 5.1% 的全球疾病负担。据美国疾病预防控制中心 2013 年统计，有超过一半的美国成年人在调查前 30 天内摄入过酒精，有大约 6% 的成年人承认自己曾经大量饮酒，还有大约 17% 的成年人存在过度饮酒的情况。

假如你读到这一章的时候碰巧正坐在沙发上喝着红酒，那么请不要担心。但如果每天喝一杯红酒是你的日常习惯，而你又想减掉几千克体重，那么请考虑在下次坐下来阅读的时候将红酒换成一杯茶或咖啡。下一章，我们会谈到更多导致体重超重的潜在因素，相对而言，一杯啤酒或红酒至少还算是令人愉悦的。

第九章

还有哪些因素会
导致体重增加

○ ● ○

意料之外的压力：朱莉的故事

到目前为止，我们应当清楚地认识到压力对人体的影响是巨大而深远的。有时候，这种压力的来源可能出乎我们的意料。这个意外就发生在 24 岁的酷爱运动的朱莉身上。一天，她造访了位于荷兰伊拉斯姆斯大学医学中心的 CGG 肥胖中心。显然，她遇到了难题。在咨询室，她看起来有些胆怯和脆弱，眼睛一直看向地面。她说她的体重一直很正常，体型也保持得很好，假如情况允许，她可以每天跑步或打篮球。6 个月前，这一切突然发生了改变。她的体重增加了 14 千克，且原因不明。她长出了小肚腩，两颊也变得饱满红润。她说她并没有改变饮食习惯，还是大量吃新鲜水果和蔬菜。随后，她开始崩溃大哭，边哭边继续讲述她的故事。"我不知道自己怎么了。我正学习如何成为一名帮助他人改变生活方式的教练，同时我还在一个诊所实习，帮助体重超重的人养成健康的生活习惯。我觉得现在没人再把我当回事了，因为我自己的体重就在短时间内增加了许多。仿佛每个人都向我投来了不认同的目光，当他们的视线都飘向我越来越大的肚腩时，这种感觉尤其强烈。我感觉糟糕透了，毫无安全感，自己就是一个彻头彻尾的失败者。"

在这次诊疗中，我们透彻地讨论了所有可能导致她增重的因素。她的饮食习惯没问题，生活方式也很健康，然而在她体重暴增的前几个月，她的膝盖也许是因为跑步过于频繁而出现了问题，医生于是给她注射了几针治疗药物。现在她想起来了，是的，她的体重就是在注射针剂后开始暴增的。

在 CGG 肥胖中心，我们想要知道朱莉注射的针剂中是否含有皮质类固醇。皮质类固醇是压力激素——皮质醇的"姐妹"，它的功效之一就是治疗关节炎。很显然，这种药物最终被确认为朱莉体重暴增的罪魁祸首。通过注射，皮质类固醇不仅进入了朱莉疼痛的膝关节，还进入了她的血液循环。在那里，皮质类固醇就和她体内的皮质醇一样，可以通过与皮质类固醇受体相结合而引发一系列反应。因此，朱莉体重增加，肚腩也突出得尤其明显。这和米拉的症状十分相似，区别在于米拉患有库欣综合征，她体内过量的皮质醇是由她自身合成的。

○ ● ○

注射人工合成的压力激素类似物所导致的后果，远比许多人想象的要严重。超过半数通过接受皮质类固醇注射治疗关节炎的人，都出现了皮质醇分泌减少的情况。注射皮质类固醇后，肾上腺"变懒"了，而进入血液循环的皮质类固醇则通过脑影响了肾上腺。

许多药物都含有皮质类固醇，其中最出名的是泼尼松和地塞米松。还有许多含皮质类固醇的药物是局部用药物，可以外敷内服，包括哮喘吸入剂、过敏性鼻炎喷雾剂、眼药水、滴耳液、灌肠液，以及治疗湿疹等皮肤问题的软膏。幸运的是，这些局部用药物大大降低了肾上腺"变懒"的风险。不过，同时使用多种含有皮质类固醇的药物会使这种风险急剧上升。患有哮喘、湿疹以及花粉症，且同时使用针对不同症状的含有皮质类固醇的局部用药物的患者并不少见。而且，那些免疫系统疾病经常同时发生。

在世界各国，皮质类固醇类药物都是常见的处方类药物，这类药物可以非常有效地治疗一系列病症，有时有些病症甚至必须用这类药物治疗。我们的研究表明，假如对荷兰人口进行现况研究，你会发现有大约 10% 的人使用皮质类固醇类药物，而有超过 25% 的肥胖患者使用皮质类固醇类药物。在荷兰，只能通过处方获得皮质类固醇类药物，但在其他许多国家，比如美国和印度，可以直接购买非处方皮质类固醇类药物。因此，从荷兰如此高的皮质类固醇类药物使用比例来看，研究都有可能低估了全球使用皮质类固醇类药物的总人数，那么最常用的皮质类固醇类药物，包括吸入剂、软膏、鼻炎喷雾剂、药片以及注射针剂，可能就在你的常备药箱里。

药物会导致体重增加吗

众所周知，含皮质类固醇的药物，如泼尼松和地塞米松，会导致体重增加，尤其是腹部脂肪的囤积。这些药物也会使你的饥饿感加剧。尽管这类药物可以有效地治疗各种病症，但因为其副作用，并非所有人都愿意使用它们。此外，人们还不太了解的是，局部注射的皮质类固醇类药物也可以导致体重增加，朱莉就是一个极端范例。对许多人来说，局部注射皮质类固醇类药物的副作用是可以忽略不计的，但即便如此，皮质类固醇类药物也并非完全无害。我们发现，许多造访 CGG 肥胖中心的肥胖患者都在使用皮质类固醇类药物。尽管通过连续数周涂抹含有皮质类固醇的软膏来治疗一片湿疹并不会立即导致体重增加，但长期每天都大剂量使用这类药物确实可以导致体重增加。其中的机制还需要进一步的研究来阐明。

初步评估显示，使用皮质类固醇类药物的人在肥胖人群中的比例比在体重正常的人群中高 2 ～ 3 倍。此外，在荷兰的一项超过 14 万成年人参与的大型研究中，我们发现皮质类固醇类药物使用者，包括使用可能引起严重副作用的口服药（如泼尼松）的人，以及使用"无害的"局部注射类药物的人，其 BMI 数值都较高，更重要的是，他们的腰围也更大。腰围粗大也是皮质醇的"小姐妹"——皮质类固醇过量所导致的典型表现之一，就像我们在朱莉和米拉的故事中所看到的那样。

简而言之，这些研究似乎都表明局部使用皮质类固醇类药物可导致体重增加，这两者的相关性在使用皮质类固醇类吸入剂和鼻喷雾剂的人群中尤其明显，然而其中的因果关系还有待证明。过敏性哮喘患者是主要的皮质类固醇类吸入剂使用者。许多重度肥胖患者也患有肺部疾病，这种肺部疾病也许是由肥胖造成的，但常常被误诊为"过敏性哮喘"。研究表明，在被确诊为同时患有肥胖和哮喘的人群中，误诊率将近50%。当一个人的体重严重超重时，他的肺功能会减弱，气道阻力会增加。尽管体重超重导致的症状似乎都指向过敏性哮喘，但过敏性哮喘并不是真正的病因，因此皮质类固醇类吸入剂能起到的效果非常有限！此外，在的确同时患有肥胖和哮喘的人体内，从他们生病、发炎的脂肪中释放出来的脂肪激素可能使他们呼吸不畅。近来，有研究表明，通过密集干预手段改变生活方式或通过减重手术来减重，可以有效改善成年肥胖患者的哮喘症状。因此，这些方法应当成为肥胖患者哮喘治疗方案的组成部分。

　　除了皮质类固醇类药物，还有不计其数的其他药物可能导致体重增加（知识盒10），包括抗抑郁类和抗癫痫类药物，以及臭名昭著的治疗精神病的药物（也称为"抗精神病类药物"），例如氯氮平、奥氮平和利培酮。在许多病例中，抗精神病类药物影响瘦素及促生长激素释放素的水平，这使得患者因饥饿感加剧而摄取更多食物，从而导致体重增加。随着对肥胖后果的认识日益加深，人们对精神病患者体重增加的情况也愈发重视。

知识盒 10 | 哪些药物的副作用会导致体重增加

☆ 皮质类固醇类药物（局部用药物、片剂、针剂）

☆ 治疗高血压的药物（β 受体阻断剂、α 受体阻断剂）

☆ 抗抑郁类药物（米氮平、西酞普兰、帕罗西汀、含锂药物）

☆ 抗精神病类药物（奥氮平、利培酮、氯氮平、喹硫平）

☆ 抗癫痫类药物（卡马西平、丙戊酸、加巴喷丁）

☆ 神经性疼痛镇痛药物（普瑞巴林、阿米替林）

☆ 抗糖尿病药物（胰岛素、格列美脲）

以下药物与体重增加可能存在相关性：

☆ 胃酸抑制剂（质子泵抑制剂）

☆ 抗过敏类药物（抗组胺药）

患有精神疾病已经足够令人痛苦，而由于服用治疗药物导致患肥胖及其相关病症（如糖尿病和心血管疾病）的风险增高，则更是雪上加霜。服用抗精神病类药物的人预期寿命也更短。幸运的是，我们有各种应对方式可以有效遏制服用抗精神病类药物所导致的体重增加。在开始服用这些药物之前，我们必须意识到潜在的增重风险，这样才能采取预防措施。健康饮食、加强锻炼以及认知行为疗法都能有效预防体重增加。比如在服用抗精神病类药物进行治疗前，一位女性预先准备了一些水果和蔬菜，以应对可能出现在夜间的暴饮暴食情况。自从她开始这么做，她的体重增长量与在之前治疗周期中的体重增长量相比有所减少，因为在之前的治疗周期中，她总在半夜放纵自己尽情地吃零食。许多人都在使用抗精神病类药物。一项由奥斯卡·哈夫达纳森（Óskar Hálfdánarson）及其同事进行的、涵盖 16 个国家和地区的研究显示，对于全年龄总体抗精神病类药物使用率，数中国台湾（每 1 000 人中有 78.2 人使用）以及美国（每 1 000 参与公众保险人中有 40.0 人使用）最高。因此，科学家们正致力于寻找既可避免体重增加，又可与抗精神病类药物联合使用的药物。其中，最有效的是二甲双胍。过去，二甲双胍常用于治疗糖尿病，对控制体重和食欲也有积极的效果。假如遇到即使改变了生活方式，体重仍然持续增加这种情况，那么医生就要考虑是否需要用使体重增加较少的其他药物来替代现有的抗精神病类药物。但这通常都很棘手，而且个体在使用抗精神病类药物时，体重增加的难易程度是由个体的基因决定的。

许多人不知道的是，使用治疗肥胖相关病症的药物，比如某些常用于治疗高血压的 β 受体阻断剂，以及用于治疗糖尿病的胰岛素会让人体重增加。因此，当肥胖患者试图通过健康的生活方式减重时，这些药物阻挠了他们的努力！看到他们如此艰难地与肥胖做抗争是十分令人沮丧的。尽管他们听取了所有的好建议并付诸实践，但体重纹丝不动，就好像试图开动一辆手刹拉起的汽车，这是因为大剂量的胰岛素实际上会使身体储存更多的脂肪，而 β 受体阻断剂则会减缓静息代谢。β 受体阻断剂会抑制褐色脂肪的激活并令心率降低，进而使人因感到疲劳而无法尽力进行剧烈运动。幸运的是，医生可以视情况帮助你减小药物剂量（千万不要自己调整药物剂量！），有时候甚至可以完全停药，这样健康的生活方式才更有可能发挥作用。假如一个人想成功减重，那么他很有可能可以停止（或减少）服用治疗高血压、糖尿病或抑郁症的药物。我们并不是说这些药物是不必要的或是无效的，而是提醒大家要意识到它们有时会干扰减重。

好像连呼吸都会胖

大家都知道，吃药就是摄入会引发身体内一系列反应的化学物质。许多人也知道，有些药物可以导致体重增加。但你知道塑料水瓶也是一种潜在的体重超重诱因吗？除了塑料水瓶外，还有你女儿、儿子、侄子、侄女或是孙辈的玩具。每天，我们都在不知不觉中接触着环境内分泌干扰物，它们对健康有负面影响，与生育能力减弱、乳腺癌以及肥胖密切相关。

你可以将环境内分泌干扰物视为可以模仿或阻断内源激素功能的化学物质。常见的环境内分泌干扰物包括双酚A（BPA）和邻苯二甲酸盐（塑化剂，可使塑料制品更柔韧）。即便是在极低浓度的情况下，这些物质也可以扰乱我们的内分泌系统，虽然我们还不清楚扰乱的程度有多大。因此，科学家和政府相关机构正致力于研究这些环境内分泌干扰物所带来的影响。

环境内分泌干扰物会在不经意间进入人体，因为它们可以从食品包装的材料，比如水瓶、食品罐内壁、用微波炉加热过的塑料杯盘中析出。为了保护婴幼儿，含有双酚 A 的婴幼儿水杯已在欧洲市场禁售。

小孩子们喜欢放进嘴里的塑料娃娃和其他软塑料玩具也可能含有干扰人体内激素的邻苯二甲酸盐，软塑料玩具还可能含有阻燃剂。电子产品、医疗器械、杀虫剂、化妆品，以及我们身边的许多其他物品，甚至是我们日常接触的收银小票、防晒霜、洗发水、沐浴露、面霜、指甲油和润肤露，都含有环境内分泌干扰物。环境内分泌干扰物可以通过皮肤或口腔接触，也可以通过吸入的方式进入身体。因此，可能真的连呼吸都会使你发胖……

随着科学研究的深入，我们日益清晰地认识到环境内分泌干扰物可以扰乱人体的能量代谢和脂肪细胞的新陈代谢。但同时，我们不应当据此立即下任何确定的结论，或是在读了这些内容后立刻开始穿防护服和戴口罩，因为大部分数据都来源于动物实验，环境内分泌干扰物对人类的影响还有待进一步的研究。

动物研究和临床研究发现，双酚 A 和抑制食欲的激素——瘦素，以及促进食欲的激素——促生长激素释放素之间存在相关性。环境内分泌干扰物似乎也影响人体对糖的敏感度和人体内的脂代谢，从而导致体重增加。令人疑惑的是，这些物质究竟是如何进入人体的。我们之前提到，有些环境内分泌干扰物存在于食品包装中，可以渗透到食物上，然后悄无声息地进入人体。因此，你是不是开始有些多疑了？等等，这事比你想的还要恐怖。人类在出生前或刚出生时最易受到这些物质的影响。动物研究表明，接触过环境内分泌干扰物的怀孕小鼠生出的后代要比没有接触过这些物质的怀孕小鼠生出的后代更重。接受过双酚 A 或人工合成的非甾体雌激素——己烯雌酚（DES）处理的新生幼鼠，体重增加的速度也要快于没有接受过这些环境内分泌干扰物处理的同类。

尽管还不能确认这些环境内分泌干扰物在人类中是否也能引起同样严重的后果，但至少可以这样说，我们惊讶地发现，越来越多 2 岁以下的儿童已经成为肥胖患者。这似乎提示我们，在他们发育的早期，身体已经出现了变化。有主要基于流行病学证据的理论提出，子宫内环境的变化或是刚出生时环境的变化可能在很大程度上决定了我们所能产生的脂肪细胞的数量。我们之前已经了解到，脂肪细胞的初始数量是决定我们将来体重的主要因素之一，我们还知道，假如孕妇在孕期抽烟，那么婴儿虽在出生时体重较轻，但之后患肥胖的风险会较高。

不管怎样，这种极早期肥胖病例的增加不太可能完全归因于不良饮食习惯和缺乏锻炼。虽然对有些人，比如凯伦和杰克来说，某些基因突变导致了肥胖，但这相对来说还是非常罕见的。此外，一个族群里的基因不会如此迅速地改变。然而，有研究表明，环境内分泌干扰物的影响是可遗传的，即使后代并没有接触过这些环境内分泌干扰物，也会受到其影响。比如怀孕小鼠接触了某种特定的环境内分泌干扰物后生出的幼鼠有较多的脂肪细胞，当这些幼鼠成年并繁殖出新一代小鼠时，新一代小鼠仍然有较多的脂肪细胞，而它们并没有接触过环境内分泌干扰物！

环境内分泌干扰物热爱脂肪，它们是脂溶性的，并乐于在脂肪细胞中囤积。科学家推测，体重超重的人可能对环境内分泌干扰物更敏感。人体内的脂肪细胞越多，可囤积环境内分泌干扰物的脂肪细胞也就越多，而环境内分泌干扰物可以导致更多的脂肪囤积，这就形成一个恶性循环。过多的脂肪和过量的环境内分泌干扰物都会导致各种疾病。

假如以上信息压得你喘不过气来，那就戴上氧气面罩吧。你再也不敢触碰任何家具、塑料制品，更不用说进食，因为塑化剂有可能渗入食物。如果你真的打算这样做，那你就反应过度了。我们主要想展示的是，肥胖这种近几十年来兴起的流行病，并不仅仅与快餐连锁店数量增加，以及我们整天坐着盯着看的屏幕数量增加直接相关，其病因的复杂程度远远超过了这种简单的相关性。再一次强调，我们还不确定这些环境内分泌干扰物实际上是否会影响肥胖这种流行病，或者会产生什么程度的影响，但重要的是，我们需要社会、政界和学界更多地来关注环境内分泌干扰物对人类可能产生的影响。进一步的研究可能会表明，我们需要更严格的立法和管理来保护我们自己和子孙后代。

当然，到那时，你可以通过使用陶瓷杯子或玻璃制品、不食用有塑料包装的加热后的食物等方式来减少接触环境内分泌干扰物的机会。你也应当尽量避免食用罐装食物（环境内分泌干扰物会从食品罐内壁的涂层中渗透到食物上），并且选择新鲜食物。购买食品前请仔细阅读标签，如果你看到"不含双酚 A"，这表明食品生产商没有在食品中添加双酚 A。

肠道细菌的巨大潜力

人体内还有一个潜在的体重超重诱因，那就是我们的肠道细菌，它们影响着人体对所摄取食物的消化吸收。这些细菌对免疫系统也非常重要。我们的肠道中充满了这些小生物，事实上，据估测，肠道中的细菌总量是人体全部细胞数量的 10 倍。这些肠道细菌也含有 DNA。所有这些肠道细菌，以及它们 DNA 中所包含的基因统称为"微生物组"。肠道细菌对于维持人体各项生理机能，比如消化和新陈代谢的正常运转，以及维持正常体重起着十分重要的作用。

肠道细菌种类繁多，且它们的大小、从肠道吸收的养分多少，以及代谢的方式也略有区别，在这里我们就不详述了。简而言之，超过 90% 的肠道细菌都属于两种菌门：拟杆菌门和厚壁菌门。科学家认为，一个人能减掉的体重的多少与属于这两种菌门的细菌间的数量平衡有关。科学研究表明，肥胖患者体内的拟杆菌数量较少，而厚壁菌数量较多。研究还表明，肥胖患者体内的微生物组被重新"校准"过，所以可以从经过肠道的食物中汲取更多能量。这在食物稀缺时是非常有用的，但在食物充沛时并不能带来多大帮助，因为这意味着即使你吃得很少，体重也会增加。

那些不利于减重的肠道细菌还可以通过其他方式使体重增加。有些细菌会产生某些化学物质，不仅引起轻微炎症，还会促进体重增加。在我们出生时，肠道微生物组就已经进入了我们体内，且在很大程度上决定了我们的身体如何消化吸收摄取的食物。这也从一个方面解释了为什么有些人天生就容易体重超重，而另一些人则不会。阿姆斯特丹大学医学中心微生物组的研究人员发现，出生时肠道细菌种类较多的人，此后患肥胖的风险要低很多。这听上去可能有些奇怪，却是真的：肠道细菌种类越多，对你的健康越有利。

　　幸运的是，你可以努力改善这些肠道"小居民"的栖息地。比如，摄取大量富含膳食纤维的食物，如蔬菜、水果、全麦面包、意大利面、糙米和燕麦，可以激活对健康有利的肠道细菌。由于这些有益菌能使食物较快通过消化道，使得我们的身体无法吸收食物中的全部营养，所以最终对控制脂肪量是有好处的。有趣的是，这些有益菌可以产生短链脂肪酸，丁酸就是其中一种。莱顿大学医学中心的研究人员发现，丁酸可以预防过多的脂肪囤积。以小鼠为模型的研究表明，丁酸可以通过神经，从肠道向调控饥饿感的下丘脑发出抑制性信号，从而抑制食欲。研究还表明，丁酸可以通过激活体内的"脂肪燃烧机"——褐色脂肪来促进脂肪代谢，但这种促进效果很有限。在临床研究中，阿姆斯特丹大学医学中心的研究人员找到了新的证据，证明在身材苗条的人群中，丁酸有利于葡萄糖代谢。然而，在葡萄糖代谢已经受损的人群，例如糖尿病前期患者或糖尿病患者中，我们还没有发现其体内的丁酸具有同样的效果。

　　另一方面，"坏的"食物和抗生素对我们的肠道细菌会产生负面影响，并导致我们体重超重，这是当今世界的一大难题。我们消耗大量的高糖、高脂食物，使得我们体内形成了一个不利于肠道细菌的环境，进而使得有益菌的数量下降、有害菌的数量上升，这可能导致了我们所看到的全球范围内的体重增加趋势。抗生素也能产生类似的效果。多年来，人们都会向动物饲料中添加少量的抗生素，这样做的主要目的是避免动物患上传染性疾病，但这样做也会产生一个有利于动物饲养者的副作用：动物会长得更肥。科学家还注意到，儿童使用处方抗生素的频率越来越高，且处方抗生素的使用伴有低龄化的趋势，同时儿童体重也逐年增加。芬兰的一项大型研究表明，当儿童使用抗生素时，他们肠道微生物组的多样性有所下降，而且其组成与肥胖患者的肠道微生物组的组成相类似。研究人员还观察到，在儿童使用处方抗生素的过程中，随着疗程的增加，他们的 BMI 数值也会增高。这真是个糟糕的消息，因为早期体重超重会导致儿童体内终身都有较多的脂肪细胞。现今，肥胖如此流行是否真的部分归因于抗生素的使用，还有待进一步的科学研究来证实。不过，就像其他很多药物的使用一样，医生只有在必需的时候才能给患者开处方使用抗生素，尤其是当患者是儿童的时候。

还有一个引人注目的现象，使人发胖的细菌是可传播的。来自圣路易斯华盛顿大学医学院基因组学与系统生物学中心的研究人员发现，将体重超重小鼠和正常小鼠体内的肠道细菌分别接种到在无菌环境中长大的小鼠体内后，接种了体重超重小鼠肠道细菌的小鼠要比接种了正常小鼠肠道细菌的同类重得多。因此，肥胖似乎是可以通过肠道细菌传播的。科学家试图通过粪便移植（是的，你没有看错）给体重超重小鼠接种正常小鼠肠道内的有益菌，从而改善它们的新陈代谢，减轻它们的体重。粪便移植的过程如下：研究人员从正常小鼠身上收集粪便样本，与水和其他东西混合，并将混合物通过口腔或直肠插管导入体重超重小鼠肠道中。粪便移植在临床上已开展多年，成功治疗了艰难梭菌感染——一种顽固的肠道感染。粪便移植的应用日益广泛。阿姆斯特丹大学医学中心的研究人员在一项研究中发现，将健康人的粪便移植到糖代谢异常的患者肠道内，可以提高糖代谢异常患者对胰岛素的敏感度，但改善的程度很有限。将来，我们会看到肠道细菌越来越多的治疗潜力，虽然这似乎有些令人倒胃口，但实际上是非常好的消息。

病毒感染会造成肥胖流行吗

美国肥胖研究协会及北美肥胖研究协会前任主席，来自美国的理查德·阿特金森（Richard Atkinson）医生提出了一个非常吸睛的观点，他认为当今肥胖的流行，部分是由病毒造成的。在 20 世纪 80 年代，发达国家的肥胖率呈爆炸式上升，而现在，在经济较为不发达的国家中肥胖率也激增。在这些国家，肥胖率的激增不能仅仅归咎于电视、电脑、微波炉的平民化，快餐连锁店、软饮、大份食物的普及，以及缺乏锻炼，那么，肥胖是否源自病毒感染？

确实有一种病毒可能导致肥胖，那就是腺病毒 36 型，它是一种感冒病毒。至少 1/3 的肥胖患者感染过这种病毒，而在身材苗条的人当中，感染率只有10%。20世纪90年代时，美国科学家发现，假如鸡和小鼠感染了这种病毒，那么它们的体重会大幅增加。他们在和人类更为相近的猴子中也进行了同样的实验，结果发现所有感染了该病毒的猴子，体重都有所增加。令人震惊的是，这些动物并没有食量变大的表现，也没有变得懒散、不愿动弹，它们体重增加是因为新陈代谢和消化吸收能力的改变。研究人员发现，腺病毒36型的DNA进入脂肪细胞后，可使脂肪细胞储存更多的脂肪，并将脂肪细胞从血液中吸收的糖转化为脂肪储存起来，还会使脂肪细胞数量增加。不幸的是，假如你已经感染了腺病毒36型，那么以目前的条件还无法治愈这种感染，但科学家正致力于找出有效的治疗方法。好消息是，感染了这种病毒的肥胖患者还是可以通过将健康的生活方式与必要的抗肥胖药物相结合，来逐步有效地减轻体重的。然而，假如他们没能维持健康的生活方式，则更容易出现体重反弹的现象。现在科学家正在研发针对"发胖病毒"——腺病毒36型的疫苗，以预防肥胖。谁知道呢？也许将来我们可以用这种创新的方式来解决肥胖这个难题。

难以遏制的全球性肥胖大流行

假如我们把所有因素都考虑在内，就会发现有件事变得非常明确，那就是我们正在应对一场难以遏制的全球性肥胖大流行。长期以来，人们都认为生活方式，比如吃过量的垃圾食品、缺乏锻炼，基本就是导致肥胖的唯一因素，人们对抗肥胖的举措也仍旧集中在如何养成健康的生活方式上。然而，不幸的是，这些举措并没有获得成功，因为肥胖仍在流行。你可能会说，这很合理呀，因为我们的饮食习惯还不是很健康，我们缺乏足够的锻炼，我们周围充斥着售卖各种不健康食品的超市，这些都使我们无法改善饮食习惯。但现在我们知道，还有无数其他因素都会导致体重增加，如激素、基因、压力、心理状态、睡眠、生物钟、褐色脂肪、等等，其中的许多因素在当今社会都发生了变化。所有这一切都指向了一个事实，那就是平均而言，我们比多年之前的人类更重了。对个人来说，体重增加通常是由许多因素共同导致的。我们也介绍了，体重增加的背后还有一整个鲜为人知的隐藏世界，充满了我们未曾考虑在内的各种潜在的体重超重诱因。我们的肠道细菌可能一开始就因系统校准错误而功能失调，或因后天因素而发生功能改变。许多人可能因药物发胖。或许你环顾四周时，可能会发现情况比你想象的还要糟糕——我们处于环境内分泌干扰物和病毒的包围中，它们也可能导致了肥胖的流行。现在，你知道所有问题的关键所在了吧。不过，也有好消息：针对这些可能导致体重超重的因素，我们都有解决的方法。在下一章，我们将会详细介绍你在实际生活中可以采取哪些措施来达到健康的体重，并将它保持下去。

第十章

如何破解体重超重难题

○ ● ○

减重手术后：帕蒂的故事

荷兰歌手、电视明星帕蒂·布拉德（Patty Brard）在新几内亚长大。她小时候十分消瘦，吃得很少，少到小学时老师将她送到校医那儿，以检查她是否患有某种热带疾病，但她并没有生病。她母亲对此无能为力，便将她送到了自己的朋友那儿，因为她的朋友是位优秀的厨师，而帕蒂仍旧吃得很少。帕蒂 11 岁时，全家搬到了荷兰。青春期时，帕蒂的体重终于达到了标准体重。20 多岁时，她进入了演艺圈。在演艺圈，外表和体重的重要性日益增加。她的演唱事业一飞冲天，而她必须长时间地工作。

她对那段日子记忆犹新，"白天我努力工作，几乎粒米未进，但晚上我会'奖励'自己。我享受夜晚的时光，会在晚上外出就餐，坐豪华轿车兜风，饮用源源不断的酒精饮品。但我也备感压力，必须不停地进行社交活动，保持有趣的个性。夜晚的时光总是很短暂。"保证充足的睡眠从来不是她的首要任务。

40 岁时，她注意到自己的体重正在逐渐增加，并不是激增，而是悄无声息地，一磅一磅地，缓慢攀升。起初，她并不想承认自己的体重增加了，因为原先她是个多么苗条的女孩啊，怎么可能发胖呢？尽管如此，她还是努力让自己的体重不要增加得太多。白天她仍然吃得很少，或者吃得比她预期的要多？"我逐渐变得越来越关注自己的体重，无法自拔。我全神贯注于食物上。一大早，我就会想一会儿要去肉店里买一块上好的肉，然后路过集市的时候顺便买点儿坚果和奶酪……烹饪书籍几乎是我唯一的读物，杰米·奥利弗（Jamie Oliver）①的书，我早已烂熟于心！后来，一个电视制片人对我说，'帕蒂，粉红色的裤子真的不适合你。'于是，我意识到他在提醒我该控制体重了。"

之后，每一个关于她体重的评价都好像砸向她的重磅炸弹，并在多年后爆炸了。那时，帕蒂 63 岁，她的雇主对她挑明他们正在寻找一个比她更有活力的新人。"我非常生气，同时也感到非常受伤。她怎么敢对另一个女人说出这种话来呢？但是后来，我非常感激她这样残忍的诚实。我必须彻底改变。我知道不能再像以前那样白天节食，一到晚上就放任自流、用大餐来犒劳自己了，我需要帮助，越快越好。"

帕蒂甚至认为自己没有足够的时间去进行详细的专业咨

---

① 译者注：英国厨师，因《原味主厨》（*The Naked Chef*）等电视节目闻名。

询，即使那对于改变她的生活方式来说十分必要。她急匆匆地飞到了比利时，接受了胃绕道手术，并在几个月的时间内减掉了惊人的 30 千克体重。她观察着自己身体的变化，对所看到的一切都极其满意。她不再感到饥饿，有时甚至忘了进食。她在惊诧中回顾自己曾经肥胖的时光，并讶异于自己居然能容忍从前的身材且容忍了这么久。她感到精力充沛，爬楼梯时也不再气喘吁吁。她又可以穿上漂亮的裙子和高跟鞋了！她的生活重回正轨。

但生活并不总是一帆风顺的，减重手术也并非一劳永逸。事实上，帕蒂必须至少花费和手术前同样的精力来维持自己的体重。她已经认识到自己之前白天不吃东西，晚上暴饮暴食，以及过度饮酒的做法只会适得其反，不仅让她备感压力，还导致她睡眠不足。要是她能早点儿意识到就好了……

"我现在遇到的问题是我不能吃饱。当吃太多时，我身体里的警钟就会不期然地敲响。比如有一天晚上去餐厅就餐，我点了和以前同样分量的寿司，寿司非常好吃！然而，我开始剧烈出汗，感到不舒服。所有的力气都消失殆尽，我只能安静地坐在那儿，等待这种感觉消失。我震惊了。后来，我了解到这种现象称为"倾倒综合征"。假如接受过减重手术的人吃东西时吃得太多、太急，就会出现倾倒综合征，这种综合征还会引起很多不良反应。在比利时给我做手术的医生从未向我提及这一点。后来，我又出现过倾倒综合征。那时，我和一群朋友在西班牙伊维萨岛街边的一家咖啡馆，那里的蔬菜汁非常好喝，我喝得太急，不久后就感到不舒服了，就像有低血糖症状一样。我在洗手间里待了很久，久得令人尴尬。当我回来时，朋友们都向我投来疑惑的目光。我心想，他们会怎么看待我。现在，我应对倾倒综合征已经游刃有余。假如在外，我总是随身携带一罐燕麦粥和几块薄脆饼干。规律地少食多餐，可以有效减少倾倒综合征出现的次数。"

○ ● ○

如何预防体重的增加

帕蒂所接受的减重手术是一种比较激进的减重方法，每年全世界都有许多人接受这种手术。它确实非常有效，尤其是对于那些长年与体重做斗争，尝试了各种饮食方法、补充剂、药物，以及密集的生活方式干预疗法却毫无成效的人。我们稍后会说回到减重手术这种比较激进的减重方法，但在此之前，我们先介绍其他减重方法，如果使用得当，也会非常有效。

当然，避免体重超重总是比减重要好，因此如何预防就变成了解决肥胖问题的重中之重。当一个人体重急剧增加时，不论体重增加的原因是什么，他的身体机能已经失调，并且很难回到原来的状态。试想一下，因体重增加而多出来的脂肪能分泌大量激素，会扰乱许多生物反应，包括食欲的调控！即使他最终能够成功减重，食欲调控系统和新陈代谢中的重要因素也仍旧处于紊乱的状态，身体机能也会按照从前的设定运转，因此他很容易复胖。这一切都要归因于进化。

假如你很幸运地拥有一套不错的基因，甚至在不怎么锻炼和吃得不怎么健康的情况下还能维持适当的体重，那么你可能会自认为能够保持现状。不过，这个现状可以保持多久呢？从社会整体的角度来客观地看待我们自己，我们得出的结论是，大多数人并没有遵照现行的健康指导经常运动，也并没有参考我们在第二章中讨论过的健康饮食的建议（知识盒 11，或者查看世界卫生组织的网页以获取更详细的建议）。作为这本脂肪科普书的作者，我们本着充分披露的原则和精神，不得不承认，当面对食物的时候，没人能像圣人一样无动于衷。虽然我们尽力保证饮食健康，但偶尔也会放纵自己吃掉一盒巧克力。如果还能配上一杯表面盖满厚厚一层奶油的热巧克力，那就再好不过了。实际上，由于许多国家的生活环境都容易滋生肥胖，全球"仅有"39% 的成年人体重超重，这是十分令人惊讶的！有些人的确受益于良好的基因或其他因素，因此他们能维持健康的体重，但如果我们什么也不做，那么全球很快就会有超过半数的成年人体重超重。因此，我们任重而道远！

知识盒 11 ｜ 关于健康饮食的总结

☆ 每天多吃蔬菜、水果。

☆ 经常吃豆制品。

☆ 避免吃工业化生产的食物（如即食食品和加工肉类）。

☆ 每天吃一把无盐坚果。

☆ 每周吃一次富含油脂的鱼。

☆ 每天吃一定量的奶制品（不含添加糖）。

☆ 喝水、咖啡、茶，不喝含糖饮料。

☆ 有节制地饮酒。

不可否认的是，我们的生活中充满了高糖、高脂食物。包装得花花绿绿的巧克力、香味诱人的新鲜薯片，以及裹满奶油的甜点似乎都在深情地呼唤你，而你的身体也做出了渴望的回应：我想吃掉你们！进化决定了我们的这一本能。仅仅是看到或闻到这些美食，就已经足够引起你生理和心理上的反应，并让你采取行动了！那么此时，人们是否清醒地意识到了这一切，并自发自愿地做出了相应的反应呢？谁应当负责改变这一切？是个人还是整个社会？政府是否应当通过立法和奖励措施来帮助个人做出负责任的选择呢？

顺便一提，当你在等火车或者在加油站加油时，花一点点时间是可以找到健康食物的，不过，要在一堆高糖、高脂的垃圾食品中找到蔬菜沙拉，你需要费点儿心思。实际上，默认设定应该是截然相反的：健康的饮食才应该是醒目而具有吸引力的，它会从生理和心理上诱导我们做出健康的选择。当下，有目的地影响人们下意识行为的策略（也称为"助推"）层出不穷。简而言之，助推是在正确的方向上给予一个轻柔的推动力。就像我们之前看到的，我们在日常做出的许多选择都是由本能或下意识的反应决定的，助推就是利用了我们自动自发的、下意识的行为。你可能会认为这是政府引导人们选择健康饮食的一个绝好方法。2008 年，美国科学家理查德·塞勒（Richard Thaler）和凯斯·桑斯坦（Cass Sunstein）出版了他们的著作《助推》（*Nudge*），在书中，他们将行为经济学中经典的市场营销技巧和眼光进行转化并应用于公共事务中。

　　确实，已有许多成功的助推案例使得健康食品的销售量直线上升，比如将健康食品放置在与眼睛等高的超市货架上，将切片水果放置在靠近收银台的冰箱里（这使销售额提高了 30 倍！），在蔬菜拼盘上粘贴印有幽默且具吸引力建议的贴纸（如"宠爱自己"贴纸），以及用小包装容器来盛放不健康的食品。将某种零食的摆放距离拉大也是有效的，因为人们会减少购买和食用的频率。顺便一提，这一策略也适用于办公场所和家庭。换句话说，不要把饼干罐放在你的办公桌上，但如果你想在办公室里放一个以备不时之需，那就把它放在视线范围之外的橱柜里。人们发现，当拿零食要费很大劲儿时，想要克制自己吃零食就容易多了。市场营销真是简单但微妙啊！不过，为了解决肥胖问题，我们还需要在预防方面采取更严格的措施，例如，许多国家已经开始征收我们之前提到的糖税了。

如何维持或达到健康体重

在本书中，你已经很熟悉那些可能会影响你脂肪和体重的因素了。这些因素所造成的影响也因人而异。例如，使人发胖的药物可能是某个人体重超重的罪魁祸首，而对另一个人来说，上夜班导致的昼夜节律失调才是他发胖的元凶。但对每个人都几乎适用且毫无疑问的是，健康的饮食和足够的运动是维持身体健康、体重正常的前提。对于食物，我们不要将它们过度复杂化。假如你每天大量摄取新鲜蔬菜、水果、全麦制品、白肉（如鸡肉）、不加糖的奶制品，吃一把无盐坚果，以及大量喝水、咖啡和茶，每周吃一次富含油脂的鱼，你就已经做得相当好了（知识盒11）。当然，你可以在庆祝生日时或在重要的日子里偶尔吃一块蛋糕，没人会因为一块蛋糕而发胖！当我们谈到食物时，最重要的不是过分严苛地控制饮食，而是要有意识地选择健康的食物。但愿这种选择会逐渐变成你下意识的行为，直到成为你的默认设定。你真的不必遵循各种风靡一时的饮食法，比如只吃藜麦、牛油果和鹰嘴豆的饮食法，或从食谱中剔除所有碳水化合物、脂肪的饮食法。适当控制碳水化合物的摄入对于葡萄糖代谢已受损的人，比如糖尿病患者或糖尿病前期患者来说确有益处，对于需要额外注射大量胰岛素来控制血糖的人来说更是如此。

毫无疑问，我们所喝的饮料中含有大量使人发胖的成分。假如每天送孩子上学时，你给他带上一瓶含糖饮料，日积月累，就会导致他肥胖。在阿姆斯特丹大学医学中心的一项研究中，研究人员对 641 名 4～11 岁的孩子进行了为期 1 年的跟踪调查。每天，有一半的孩子会得到 1 瓶含糖饮料，而另一半的孩子得到的是不含糖的饮料。1 年后，每天喝含糖饮料的孩子比喝不含糖饮料的孩子要增加超过 1 千克体重。让我们仔细思考一下这个结果：这项研究耗时 1 年，假如一个孩子上完小学和初中需要 9 年，那么饮料含糖与否所造成的体重上的差别就会超过 9 千克。这还仅仅是孩子们上高中之前的情形，而高中的餐厅里提供的食物更是丰富多样，有蛋糕和巧克力！

当然，积极参加体育运动总是好的，可以帮助你增加肌肉量、增强新陈代谢。可能你并不享受运动，在偶尔骑了 15 分钟或 30 分钟动感单车后，大汗淋漓的你却发现屏幕上显示你只消耗了一片面包所含的热量，但这时请你注意，屏幕上的数字并不是最重要的！运动，尤其是力量训练，有助于增加你的肌肉量。你不仅仅在运动时消耗热量，由于你的肌肉量有所增加，你的身体还会夜以继日，1 周 7 天，每天 24 小时，毫无间断地消耗更多的热量，即便是在静息状态下！因此，你会在睡觉时不费吹灰之力地消耗更多热量。出现这种现象，原因是身体将营养源源不断地输送到肌肉中，导致储存的脂肪减少了。这会立刻降低你患糖尿病或其他病症的风险。经常运动也会降低你的皮质醇水平，还会带来其他有利影响。此外，有研究表明，肌肉量和肌肉质量是健康老龄化的极好的预测指标。运动能使你拥有健康的身体并保持良好的精神状态！

说到运动，世界卫生组织称，成年人每周的建议运动量为 2.5

小时中等强度的有氧运动（如快走或骑行），这 2.5 小时应当分散在 1 周内；或是 1 周至少做 75 分钟剧烈的有氧运动；也可以将中等强度运动与高强度运动结合起来做，只要运动量相当即可。

通常来说，运动得越频繁、强度越高，效果越好。尽量合理分配运动时间，而不是在工作日时什么都不做，然后一整个周末都疯狂运动。错误的运动时间分配会使你受伤的风险升高，而这只会让事情变得更糟。此外，你应当 1 周至少做 2 次力量训练。力量训练后，你可能会感到肌肉酸痛，而这并没有什么坏处。你的肌肉所承受的重量会使它们产生细小的撕裂，从而刺激更多肌肉的生成。这种过度代偿导致肌肉生长，对我们来说是件好事。因此，下次你感到肌肉酸痛的时候，请仔细品味这种感觉，并想象一下此时你身体中正发生的一切美好变化。

就像我们之前提到的，为了避免体重增加，保证充足的睡眠并避免长期的过度压力是十分明智的。假如你正在服用可能导致体重增加的处方药（详见第九章），那么请确保你在密切关注自己的体重。假如你发现自己的体重有所增加，那么请尽早与你的医生联系。防患于未然总好过亡羊补牢！

增强新陈代谢、加速能量消耗的妙招

除了保持饮食健康、经常运动外，你还可以通过其他方式来达到或维持健康的体重。我们已经讨论过一些方法了，比如通过变换坐立姿势或多做小幅度的动作来增强新陈代谢、加速能量消耗。坐在椅子上时，敲敲手中的笔或挪动双脚等都是小幅度的动作。长时间静坐会导致肥胖，并引起糖尿病和心血管疾病，而晚上的剧烈运动并不能抵消白天久坐带来的负面影响。此外，运动对于体重已经严重超重的人来说也不是一件容易的事，因为这会给关节带来相当大的负担。而且在健身房，体重严重超重的人通常会因为需要比身材苗条的人穿戴更多的运动装备而感到尴尬。研究表明，在白天经常做小幅度动作的人，患心血管疾病的风险并没有因久坐而增加。还有研究表明，假如能充分利用姿势变换和小幅度动作，那么你可以增加 20% ～ 30% 的能量消耗。因此，小幅度动作，即使是像嚼口香糖这样简单的动作，也可以激活你体内的各种机能，这将极大地减少久坐所带来的危害。尽管经常做小幅度动作从某种程度上来说是种性格特征，但下次在你遇到交通堵塞或陷入无聊的会议中时，你也可以尝试一下收紧、放松臀部的肌肉或抖抖脚，这不会干扰到别人，也不会引人注意。这样，你可以巧妙地增大你的能量消耗，这显然没什么坏处。

事实上，我们并不清楚为什么久坐不动会对健康造成如此大的危害，也不清楚它为什么会造成脂肪堆积。我们能想到的最显而易见的原因，不过是我们消耗的能量少了。然而，一项动物研究为我们提供了另一种可能的解释，但只有当这一结果同样适用于人类的时候，我们才可能找到新的解决方法。研究发现，大鼠和小鼠的腿骨中存在类似微型体重秤的物质，可以记录它们的体重。到目前为止，我们所知道的唯一能监控体脂量的机制，是通过瘦素向脑传递有关我们体脂量的信息。如果体脂量较高，瘦素就会向脑释放信号，进而抑制食欲、增强新陈代谢。但研究人员发现，这些实验动物体内还有另一个系统可以与脑沟通，并交换有关体重的信息，而这一系统可能会在某种程度上解释为什么久坐有害健康。站立时，"腿中的秤"会记录正确的体重，而坐着时，"腿中的秤"会记录下较低的体重并传递给大脑，从而导致食欲增加、新陈代谢放缓。这是个有趣的新发现。研究人员还做了一个让小鼠和大鼠负重一小段时间的实验，你猜发生了什么？它们减掉了和所负重物同等重量的体重！我们还需要进一步的研究来证实这一机制是否也适用于人类。如果这一机制适用于人类，那么我们也许可以时常背着沉重的背包来回走动，通过糊弄脑中的"体重恒定器"来达到减重的目的！

还有一种巧妙的方法可以增强新陈代谢，我们在第六章中也提到过：将自己暴露于冷空气中，这会激活你的褐色脂肪。每天在室温为 17 ℃ 的房间中待 2 小时，可以有效减脂而不影响肌肉量。这是一种健康减肥的理想方法，因为维持肌肉量对新陈代谢非常重要。激活褐色脂肪并不费事，而且把温度调低 1 ℃，你还能省钱。假如你热爱运动，那么尽量在室外运动。在 4 ℃ 的室外运动 15 分钟，比在有暖气的健身房里运动对你的益处更多，因为不仅肌肉量增加会增强新陈代谢，而且褐色脂肪会参与其中！食用辣椒中天然存在的辣椒素也会激活褐色脂肪，因此如果你喜欢辛辣食物，那就多吃点儿辣椒吧！

"少吃多动"真的能解决问题吗

当我们说到减重时，第一步就是要搞清楚体重超重的原因。在大多数情况下，肥胖是由多种导致体重增加的因素累积造成的。在某些病例中，体重增加是由基础疾病造成的。值得注意的是，包括世界卫生组织以及美国医学会（美国最大的医生组织）在内的机构，将肥胖（即 BMI $\geqslant$ 30 kg/m^2）定义为一种疾病。考虑到过量脂肪在体内引起的一系列不良生物反应，就像我们在第四章中所看到的那样，这样定义是很有道理的。但很不幸的是，医疗工作者在面对肥胖问题时通常会立即给出治疗建议，而不是首先弄清楚体重超重的原因。这是因为许多人，包括医生在内，都认为体重增加仅仅是由摄取食物过多引起的，只要平衡能量的摄入和代谢，就能解决问题。因此，标准的治疗建议通常都是"少吃多动"。看起来，问题好像轻松解决了……

这是关于肥胖的最大误解。医生、健康专家、政策制定者、政客以及广大民众都将这个问题过度简化了，这也是肥胖这种流行病尚未被遏制的原因之一。为了解决肥胖问题，我们需要跳出简单的单边解决方案。既然你已经了解了所有可能影响脂肪的因素，你也就明白了肥胖不是一个简单的问题。尽管我们不否认健康的饮食和足够的运动非常重要，但由于肥胖已导致许多生理机能失调，因此仅仅依靠少吃多动来减重仍会面临重重困难。而且肥胖患者的身体有一个区别于常人的"设定值"，包括各种激素在内的生理指标的变化会使超重的体重变成新的"正常值"，并不遗余力地使体重稳定在这个"正常值"上。

体重略微超重则是完全不同的情况了。此时，食欲调控系统还没有完全失衡，你还有很大机会可以通过或不通过专业帮助成功减重，并将健康的体重保持下去。因此，要解决肥胖问题，首先要咨询专业人士，比如全科医生、内科专家或儿科医生，找到肥胖的原因。你也可以自查哪些因素可能导致你体重超重。即使你的体重正常，你也可以通过审视这些因素来维持体重。下面所列的第一类到第三类因素是你应当关注的重点。

导致体重严重超重的 6 类因素

1. 生活方式相关因素

◎ 饮食：我的饮食习惯如何？我是否像世界卫生组织发布的《健康饮食的五要素》（*5 Keys to A Healthy Diet*）所建议的那样摄取健康的食物，还是经常选择高热量、不健康的食物（比如每天不喝水而是至少喝一瓶含糖饮料）呢？我是否曾经通过急速节食来快速减重，又因为溜溜球效应迅速复胖？相比白天，我是否在晚上吃得更多呢？

◎ 运动：我是否按照健康指导进行了足够的运动？我是否能利用碎片化的时间进行额外的运动，比如多走楼梯，多做小幅度动作（如抖动腿脚或用笔敲桌），或咀嚼无糖口香糖？我是否长时间静坐？工作时，我是否能更频繁地站起来（最好每半小时一次）

走去打印机那里拿文件，或倒咖啡？

◎ 睡眠：我每晚能连续睡 7 ～ 8 小时吗？我睡觉时打鼾吗，会出现呼吸暂停吗？我上夜班吗？我的睡眠觉醒周期是否因受到其他因素干扰而变得紊乱呢？

◎ 饮酒：我是否过度饮酒？可以通过向医生咨询来判断自己是不是过度饮酒甚至酗酒。

◎ 抽烟：我是否刚刚戒烟？虽然人们在戒烟后容易体重增加，但戒烟利大于弊！

◎ 社会文化背景：我所处的文化氛围是否让我无法拥有健康的生活方式？比如身边充满垃圾食品，或准备丰盛的食物被视作热情好客的表现。

2. 精神因素

◎ 抑郁：我是否总是感到心情低落，无法享受生活？

◎ 压力：我是否长期感受到压力？我能否足够放松？我是否有慢性疼痛（一种生理压力）？

◎ 暴饮暴食：我是否有暴饮暴食的问题（无论是否伴有呕吐的症状）？这可能是神经性贪食症或暴食症的征兆。

3. 药物因素

我的体重是否在我开始用新的药物或加大原有药物（该药物有使体重增加的副作用）的剂量后有所增加？有这种副作用的药物如下：

◎ 皮质类固醇类药物（片剂、针剂或大剂量长期使用的局部用药物）。

◎ β受体阻断剂（美托洛尔、普萘洛尔）。

◎ 抗抑郁类药物（米氮平、西酞普兰、帕罗西汀、含锂药物）。

◎ 抗精神病类药物（奥氮平、利培酮、氯氮平、喹硫平）。

◎ 抗癫痫类药物（卡马西平、丙戊酸、加巴喷丁）。

◎ 抗糖尿病药物（胰岛素、格列美脲）。

◎ 神经性疼痛镇痛药物（普瑞巴林、阿米替林）。

4. 激素因素

我是否有一种或多种下列症状？假如它们成组发生，则能提示激素分泌失调。

◎ 便秘。

◎ 痤疮或丘疹。

◎ 圆脸。

◎ 皮肤干燥。

◎ 脸上和身上其他部位的毛发生长旺盛。

◎ 脖子背后有大块脂肪。

◎ 心跳缓慢。

◎ 不耐寒。

◎ 绝经。

◎ 月经周期不规律。

◎ 自发性淤伤。

◎ 紫红色皮纹。

◎ 肌无力。

◎ 脖子或腋下出现褐色斑块。

◎ 勃起功能障碍。

◎ 孕期体重增加且产后体重未完全恢复。

以下是一些由激素分泌失调导致的病症：甲状腺功能减退、性激素缺乏症、多囊卵巢综合征、库欣综合征、生长激素缺乏症。后两者很罕见。

5. 下丘脑异常

下丘脑是脑的控制中心，可调控食欲和新陈代谢。我是否有一种或多种下列症状？假如它们成组发生，则能提示下丘脑出现异常。

◎ 食欲极其旺盛。

◎ 神经系统异常。

◎ 有脑损伤史。

◎ 曾接受过头颅手术或放射治疗。

以下是下丘脑异常的例子：下丘脑损伤、下丘脑肿瘤。这类异常很罕见。

6. 遗传因素

我是否有一种或多种下列症状？假如它们成组发生，则能提示罕见的遗传疾病。

◎ 食欲极其旺盛。

◎ 幼年时体重已经严重超重。

◎ 孤独症。

◎ 和其他家庭成员相比，体重差异巨大。

◎ 智力和行动发育迟缓。

◎ 在接受减重手术（胃绕道手术或袖状胃切除术）后体重没有发生变化。

◎ 生理异常。比如耳位低，眼距过窄或过宽，视力异常，腭弓高。

以下是罕见遗传病症的例子：单基因突变（如 *MC4* 受体基因、*POMC* 基因、瘦素基因的突变）、综合征（如普拉德－威利综合征、巴尔得－别德尔综合征、遗传性先天性视网膜病、16p11.2 缺失综合征）。

体重超重或肥胖时，如何减重

在你自查或咨询过医生，已弄清楚哪些因素可能导致体重超重后，你就可以开始治疗了。假如你体重超重（BMI 在 $25.0 \sim 29.9 \text{ kg/m}^2$），那么你可以遵照本章开头关于改变生活方式的建议来做。肥胖的治疗则通常需要专业的帮助。根据欧洲肥胖研究协会发布的欧洲成人肥胖管理指南，治疗肥胖的首选方案是改变生活方式，而有效的治疗方案是包括改变生活方式在内的联合干预。长期、密集的治疗方案为患者提供了营养、运动和行为改

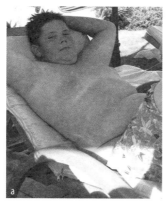 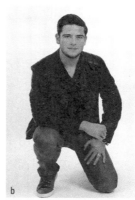

图 9 马克参与了一个改变生活方式的联合干预项目，这是他减重前（a）后（b）的照片。在该项目中，营养学家按照营养指南制订健康饮食食谱（保证正常摄入热量），理疗专家提供健身指导，心理学家提供认知行为学疗法。整个项目耗时 75 周。随着项目的推进，干预强度递减

变等方面的指导，这样患者可以在较长一段时间内减掉 5% ~ 10% 的体重。在本页的照片上（图 9），你可以看到马克减重前后的变化。他参加了荷兰伊拉斯姆斯大学医学中心 CGG 肥胖中心的改变生活方式的联合干预项目。在近一年半的时间里，他接受了营养学家、理疗专家和心理学家的指导。通过这个联合干预项目，他坚持健康饮食而无须节食，加强运动，并减掉了 28 千克体重。6 年后，他仍保持着相当不错的身材。从 2019 年开始，荷兰将某些改变生活方式的联合干预疗法纳入基本医疗保险系统。然而，在全世界大多数国家，这还无法实现。假如密集的生活方式干预疗法还不能达到预期效果，那么你可以考虑服用减肥药物或是接受减重手术。

"神奇的减肥药"存在吗

唉，目前还没有任何一种药物可以称为"神奇的减肥药"。不过，有些减肥药的使用联合生活方式的改变，可以让肥胖患者减去 4.5 ～ 11 千克体重。奥利司他和利拉鲁肽是两种已获批的抗肥胖药，后者在许多国家被用于治疗糖尿病。大剂量的利拉鲁肽现在作为抗肥胖药出现在市面上，然而在许多国家，它还没有被纳入医保体系。利拉鲁肽其实是我们在第五章中提到过的 GLP-1（一种胃肠激素）的"小姐妹"，可以抑制食欲、减轻体重（尤其是减少腹部脂肪的囤积）。和利拉鲁肽类似的一种姐妹药物叫作索马鲁肽，它也十分具有应用前景。研究证实，它能更有效地减轻体重。另一种在全球范围内获批的抗肥胖药是含有纳屈酮和安非他酮的复方药。纳屈酮和安非他酮在调控食欲和能量平衡的脑区中很活跃，从而能抑制食欲和营养吸收，增强能量消耗。此外，它们还能削弱食物给我们带来的愉悦感。在中国、美国和其他一些国家，除了上述药物外，市面上还有一些减肥药，但它们并没有获得欧洲批准，例如氯卡色林、芬特明、托吡酯。有趣的是，这些药物的药效因人而异：对有些人来说，这些药物完全无用；而对另一些人来说，用这些药物可以减掉许多体重。尽管我们还不清楚药效因人而异的原因，但科学家们正在深入研究以寻求答案。就目前来说，如果一个人服用了上述所有药物中的一种，但在 3 个月后还无法减掉至少 5% 的体重，那么通常继续服用这种药物也不会有任何意义了。

在未来，我们能否像现在通过接种疫苗预防各种传染病一样来使儿童对肥胖免疫呢？这是个充满未来主义色彩的想法，但并非完全不切实际。在第九章，我们看到某些病毒可能是导致体重超重的潜在因素，科学家也正在研发针对肥胖相关病毒的疫苗。此外，研究表明，接受饥饿激素——促生长激素释放素疫苗注射的实验动物（这里指的是大鼠），体重增加的概率较低，脂肪量较少，而肌肉量维持不变。这是一种具有突破性的预防肥胖的新思路。

做了减重手术就一劳永逸了吗

让我们回到帕蒂的故事。在与体重抗争的数十年中，她遇到过数不清的障碍，最终，她决定采取较为激进的解决方法：减重手术。尽管这是一种比较极端的减重方式，但若与改变生活方式以及心理辅导相结合，那么减重手术是最有效的治疗肥胖的方法。数据不会说谎。接受胃绕道手术的人在术后两年内平均减重45千克，12年后，这些人仍然能够维持比术前轻35千克的体重。因此，长期来看，减重手术是有效的。此外，肥胖曾给他们带来的一些并发症也完全消失了。这也是意料之中的，因为他们在减掉了如此多的脂肪后不再受糖尿病困扰（或不会发展为糖尿病患者），患心血管疾病和癌症的风险也大大降低，寿命也会更长。

减重手术的效果取决于手术的类型（图10）。帕蒂接受的是胃绕道手术。胃绕道手术后，患者每次只能吃少量的食物，这对某

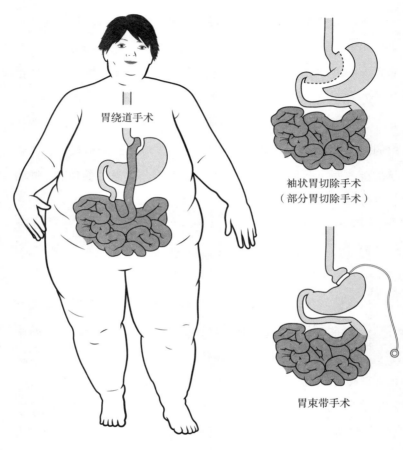

胃绕道手术

袖状胃切除手术
（部分胃切除手术）

胃束带手术

图 10　减重手术的类型

些十分热爱美食的人来说，显然是个巨大的生活方式改变。胃绕
道手术是一种主要的，同时也是见效最明显的减重手术。在胃绕
道手术中，医生将患者的大部分胃切下来，留下约鸡蛋大小的胃
直接与小肠相连。

最终，患者的胃会变得非常小。所有的食物会首先进入这个小小的胃，随后绕过小肠的前段，直接进入小肠，这也是该手术得名的原因。还有一种手术叫作袖状胃切除手术（或部分胃切除手术），即将部分胃切除，留下一个较小的胃，而胃和小肠的连接处仍保持完整。最后，肥胖患者还可以接受胃束带手术，它会使胃的入口变小。胃束带手术是减重手术中最温和的一种，相比其他类型的手术来说，效果没那么明显，因此全世界采用这种减重手术的患者较少。此外，这些减重手术还存在很多变体。

胃绕道手术为何能改善新陈代谢

减重手术是如何帮助人们减去大量体重并带来许多好处的呢？最显而易见的解释是，人们无法吃得和以前一样多了。少吃，尤其是当少吃和多动结合在一起时，可以产生负能量平衡（即能量消耗大于能量摄入），脂肪组织（器官）会释放出所储存的脂肪，以满足其他体细胞的能量需求。然后，发生了什么呢？你的脂肪在你的眼前"融化"了。此外，脂肪不像从前那样容易发炎了，我们患动脉粥样硬化和胰岛素抵抗的风险也降低了。超过半数2型糖尿病的患者在接受胃绕道手术两年后都不药而愈了。

更有趣的是，有些人甚至在术后没几天就发现自己的糖尿病消失了。这很不同寻常，因为这时患者的体重还没有减轻，手术的效果还需要一段时间才能体现出来。从这一现象，我们可以得出结论，即这种手术对糖代谢的改善与体重减轻无关。的确，胃绕道手术使没有充分消化的食物绕过了小肠的前段，直接进入了小肠的中后段，这引起了许多改变。

我们之前提到过的胃肠激素会登场。不知为什么，在患者接受胃绕道手术后，他们体内的 GLP-1 和 PYY 两种胃肠激素的水平升高了，这带来了一系列有利变化。患者能很快从糖尿病中康复，因为 GLP-1 有助于改善糖代谢（胰腺会分泌更多胰岛素，器官对胰岛素也更为敏感）。此外，胃绕道手术带来的胃肠激素水平升高也会使人更快地感到饱足。

胃绕道手术是主要的减重手术，同时也是一种比较极端的手术方式。那么有没有更简单的能提升我们体内胃肠激素水平的方法呢？很不幸，胃束带手术虽可作为通过手术切除部分胃来减少胃容量这种方法的替代疗法，却无法引起对人体有益的 GLP-1 和 PYY 这两种胃肠激素水平的上升，患者还是会持续感到饥饿，而且与此同时，他们又无法大量进食，因为他们的胃变小了。这真的让人非常不愉快。

最近，科学家研究出了一种新的减肥方法，称为"烧除消化道黏膜"法。这种方法在 2016 年首次应用于临床治疗。20 世纪末，巴西医生马诺埃尔·P. 加尔瓦奥·内托（Manoel P. Galvao Neto）倡导了一系列消化道改造技术，以帮助肥胖患者减重。他发现通过烧除十二指肠（紧连着胃的那部分肠道）的黏膜，可以在某种程度上模拟减重手术的效果。受到肥胖和糖尿病双重困扰的患者，血糖水平在术后几天内就有了显著下降。在之后的一段时间里，他们也减掉了几千克体重。这个方法背后的原理在于：有证据表明，糖尿病患者的消化道黏膜存在病态增厚的现象，导致患者体内的糖代谢紊乱。阻止十二指肠黏膜与食物接触可以有效改善糖代谢。烧除消化道黏膜表层减少了肠壁与营养物质的接触，这可能改变了胃肠激素的水平，从而对代谢产生了许多积极、有利的影响。我们并不十分清楚其中的机理到底是什么，或这种方法是否长期有效。这些都有待进一步研究。

现在，科学家正在研究胃绕道手术是如何在其他方面改善我们的新陈代谢的，其中的一项发现是它改变了胆汁的组成。胆汁是由肝脏合成的，成分包括水、胆汁酸以及其他一些物质。胆汁酸使脂肪在十二指肠中更容易被消化。在肠道末段，胆汁酸会重新被人体吸收，进入血液循环。引人注意的是，患者在接受胃绕道手术后，血液中的胆汁酸含量上升。研究表明，这对健康是非常有利的！近年来，研究人员发现，胆汁酸不仅能帮助肠道消化脂肪，还可以与许多器官中的特殊胆汁酸受体结合，并影响细胞的新陈代谢。现在事情变得更加有意思了。研究表明，我们的褐色脂肪中也存在胆汁酸受体。在健康的年轻女性服用胆汁酸补充片剂2天后，她们的褐色脂肪会变得更加活跃，新陈代谢也会加速。也许人们在接受胃绕道手术后新陈代谢加快，正是血液中胆汁酸含量升高的缘故。

胃绕道手术也会改变我们肠道中的"小居民"——肠道微生物组的组成。当研究人员将接受过胃绕道手术的小鼠或人类的肠道微生物组通过粪便移植转移到正常小鼠体内后，正常小鼠的体重有所下降，脂肪量有所减少，新陈代谢也出现了明显改善。这似乎提示胃绕道手术可能给肠道微生物组带来积极的影响。这些发现能在多大程度上应用于临床治疗，让我们一起拭目以待吧。

不可忽视减重手术的其他影响

尽管减重手术能改善新陈代谢，帮助人们减去大量体重，但我们不应该低估减重手术所带来的其他影响。减重手术后，患者通常还需要耗费漫长的时间和巨大的精力来适应改变并维持体重，这显然不像在公园里散步那样惬意。事实上，对很多人来说，术后突然只能吃很少量的食物是一个沉重的打击，这使他们在心理上承受了巨大的压力，有些人甚至开始后悔选择了这条路。此外，隐藏在过度饮食下的问题（如心理因素）并不会因为减重手术而得以解决。因此，在决定接受减重手术之前，人们通常需要接受彻底的心理检查以及心理辅导，以确保可以最大程度地从减重手术中获得生理和心理上的双丰收。在术前，工作人员通常会全面评估患者的生活方式。

就像其他腹部手术一样，减重手术的短期风险就是手术本身所带来的感染和出血的风险。长期来看，人们可能出现维生素和矿物质缺乏等症状，因为手术"绕过"了一段肠道；还可能出现胆结石，这会使肠道变得狭窄，甚至堵塞肠道或胃与小肠相连接的部位。由于快速减重，还可能导致皮肤松弛、出现褶皱。至今仍困扰帕蒂的倾倒综合征，在接受了胃绕道手术的人身上也时常会发生。假如你进食得过多、过快，那么你可能会突然感到恶心，或在进食后半小时内感到腹痛或出现腹泻，这是因为当过量食物突然进入小肠时，高度浓缩的食物从血液中吸收的大量液体（以升为单位！）也会进入肠道中。这也被称为"早期倾倒综合征"。进食后 1.5 ～ 2 小时，你会感到头晕，大量出汗，甚至晕厥，因为胰岛素仍在分泌，而你的血糖已经消耗殆尽。这也是糖尿病患者和服用治疗糖尿病药物的人在血糖过低时的感受。

最后，我们回顾一下之前所提到的所有的肥胖治疗方法。不论是手术、改变生活方式的联合干预还是药物治疗，我们都需要更深入地研究到底哪种方法更适用于每一个不同的个体。假如我们最终希望能够提供精准的个体化肥胖治疗方法，那么这类研究是非常有必要的。归根究底，每个人肥胖的原因都不同。体重超重通常是由多种因素综合造成的，而且肥胖患者很可能先天就具有易胖体质。因此，我们总是需要先厘清肥胖的原因，尽可能地对这些因素进行优化，随后才开始进行减重干预。尽管使体重恢复正常的过程通常既漫长又艰辛，就像我们在帕蒂的故事里看到的那样，但拥有健康的体重可能会改变你的生活，有时甚至能挽救你的生命。

第十一章

肥胖不是罪

○ ● ○

一个"胖子"的日记：艾莎的故事

艾莎是一名记者，从小生活在荷兰北部的格罗宁根省东部的乡下。她没有兄弟姐妹，父母都是精神病院的护士，并且都体重超重。还是婴儿的时候，艾莎就长得肉乎乎的；整个童年，她都在与体重做斗争。"我10岁时，父亲喝代餐奶昔来减肥，我们全家都参与了进来。大约一年半后，我们又回归到正常饮食，并十分注意维持饮食健康。我积极参加各种运动，如游泳、体操、轮滑以及骑行。我总是感到饥饿。"尽管艾莎正处在长身体的时期，但她的母亲在送她上学时只给她带一块三明治和一个苹果，这意味着艾莎的饥饿感从未消失。幸运的是，学校里有个善良的小男孩总会多带一份三明治，并很乐意和她分享。

10岁时，艾莎经历了一件非常令人沮丧的事，这也是第一件与她体重超重联系在一起的事。她喜欢上了同班的一个男孩，而男孩在操场上听到了风声。他的一个朋友当即回应道，"要死了，艾莎喜欢你？那个胖子？这太恶心了！"艾莎喜欢在课间休息时去操场上做体操，男孩的朋友说这话的时候，艾莎就在这群男孩旁边，正倒挂在单杠上并听到了全部对话。但这似乎并没有阻止他们继续冷嘲热讽，相反，他们好像故意想要伤害她。

"那一刻，我意识到我的体型可能被他人，甚至是我喜欢的人厌恶。作为一个'胖子'，有时候应该保留一些秘密。显然，当涉及爱情的时候，我应该等着他人来注意到我，而不应该产生任何自我期望。我在日记里写道，'没人会喜欢我。我就是头猪。我怎么会这样？我真令人恶心。'"

实际上艾莎非常聪敏风趣，很多人都很欣赏她为人处世的方式，她的生活也很顺遂。即便如此，在上小学时，她有很多次都很想将她的聪明才智和幽默，以及其他的东西换成苗条的腰线。那时还没有"体型自信"运动呼吁人们接受并欣赏各种体型的身材，这项运动显然也没有推广到她所生活的农村地区。当回想起童年时，艾莎唯一记得的可以称得上肥胖的人是电视明星罗斯安娜·巴尔（Roseanna Barr），她就是一个笑柄，她自己也是这么自嘲的。"没人告诉过我，即使你有点儿胖，也可以是很美丽的。"

14岁时，艾莎的父母离婚了，这标志着一段充满压力的生活开始了。这段时间里，艾莎几乎不怎么吃东西。这大概是她一生中体重接近正常的唯一时刻，然而也仅仅是接近而已，因为尽管她吃得很少，但她还是受到了体重超重的困扰。在接下来的几年里，她开始恢复正常饮食，体重也迅速复原。

这并不是因为她吃了很多糖。"我甚至不喜欢糖。我总是会确保自己饮食健康，就像我从小在家做的那样。"但她在每一次的常规饮食中都会吃好几份食物。

成年以后，艾莎注意到包括自己在内的肥胖人士都会受到他人异样的打量，甚至会被区别对待。比如当她求职时，她会在某个清晨被很遗憾地告知长期职位已招满，而当天下午某个身材瘦削的男性去面试时，他却立刻得到了一个长期职位。"就因为他是个男的？或者因为他不像我这样胖？"还有一些遭遇可能更能说明问题。"例如，有一次我和女儿坐在窗台上吃冰淇淋，那是一个美好的春日，有个女人向我走来，并质问我是什么驱使我在体重如此惊人的情况下还要去吃这样一个糖衣炮弹。'这会让你得糖尿病的！'她大声说。我女儿就坐在我旁边，听到她的话之后变得非常沮丧。"艾莎还分享了她乘坐公共交通工具旅行时的经历。"有一天我乘火车回家，车上坐满了人，但有一个座位上只有一个背包。我礼貌地问背包主人我是否可以坐在那儿。'不，'那个男人说，'我不想坐在一个懒胖子旁边。'哇，这真的打击到我了。"

○ ● ○

很不幸，艾莎的经历并不是个例，我们每天都会在诊疗室里听到许多关于肥胖人士受到不公平对待和恶毒人身攻击的悲惨故事。艾莎毕业于心理学专业，是一名知名的科学记者，她和同为科学记者的生物学家罗纳德·维尔德森（Ronald Veldhuizen）一起撰写了一本书，讲述了食物和体重超重背后的心理学，该书名为《吃掉我》（*Eet mij*）。大家还记得凯伦吗？就是第三章中我们提到过的那个患有基因突变型肥胖的小女孩，她的母亲也仍旧记得陌生人对凯伦的恶意攻击。"有一天，我们在一家快餐店排队等位，吃快餐对我们来说是件大事，因为我们几乎从来不吃。我现在仿佛还能感受到路人向我们投来的冰冷目光，好像一把匕首直刺心脏。即便如此，我还是保持冷静，给凯伦点了一份沙拉。令我惊讶的是，一位上了年纪的女性走过来向我们道歉。在排队等位时，她就想问我们，作为父母，怎么可以带体重严重超重的女儿来吃快餐呢？但当看到凯伦只吃沙拉后，她既为自己差点儿脱口而出的话感到抱歉，又为自己保持了沉默而感到庆幸。这是有涵养的表现，但还是……"

肥胖人群仍经受歧视和偏见

每个人都知道，我们不应该因为人种、肤色、性取向、年龄、性别的不同，或因为心理或生理上的缺陷来区别对待他人。但不知为什么，整个社会都默认可以区别对待肥胖人群。近年来，关于难民政策话题的讨论十分热烈，在这些讨论中，很多人都关注其中是否存在区别对待，这表明人们逐渐意识到区别对待仍旧存在，而我们应该为此采取行动。相比之下，针对肥胖人群的区别对待，更多的是下意识且较为含蓄的行为。

2001 年，美国的两位临床心理学学者瑞贝卡·鲍尔（Rebecca Puhl）和凯莉·布朗内尔（Kelly Brownell）发表了一篇内容翔实的综述，第一次总结了几十年来关于肥胖人群受到的偏见与污名化的研究进展。这两位杰出的教授向我们展示了在生活的方方面面，包括在工作中、公共场合中甚至是医疗服务中，肥胖给人们带来的羞耻感。这篇文章清晰地指出针对肥胖人群的不公正对待是如何深刻地渗入我们的社会中的，以及肥胖人群是一个多么弱势的群体。无数科学研究表明，体重超重的人可支配的收入较少。众所周知，在西方世界，肥胖在不是那么富有的人群中更常见。对于这种现象，有很多种解释：不健康的食物可能更便宜，因此收入较低的人会更频繁地选择购买；或者一个人的社会经济阶层在很大程度上决定了他的饮食结构和运动习惯；此外，经济拮据和负债的人也可能承受着慢性压力，而皮质醇水平升高可以导致体重超重。不过也有证据显示，肥胖本身也可以导致较低的收入。比如，当肥胖人士求职时，他们很少能成功，就像艾莎当初申请那个长期职位时所遇到的情况那样。

斯图尔特·弗林特（Stuart Flint）和他在英国谢菲尔德哈勒姆大学健康与福利系的同事对 180 位肥胖男性和女性的求职应聘情况进行了调查。在这组调查对象中，有些人的体重信息是公开的（以简历中附带照片的形式），而另一些人的则没有。弗林特和同事很快就发现，比起一个已知患有肥胖的求职者来说，当另一个求职者的体重信息尚未公开时，招聘人员会认为他更适合这个职位。这对男性和女性都适用。有趣的是，他们还发现，人们认为肥胖人群不适合有任何形式的体力劳动（即使是轻体力劳动）、需要长时间站立甚至久坐的工作！

这可能不仅仅是出于对肥胖人群无法胜任体力劳动的成见。其他研究还显示，人们对肥胖人群的各种固有印象（如他们懒惰、邋遢）仍旧存在。弗林特研究中的最后一个值得关注的点是，他发现性别也是评估求职者是否适合一个职位的决定因素，女性在这方面一直处于劣势。假如这个工作机会是一个管理职位，那么肥胖人群获得这个职位的机会就更渺茫了。在我们这个社会，肥胖自动地和"不太成功"联系在了一起。

医疗服务中的以胖为耻现象

当你接受完培训，成为一名医务工作者时，有时会听到一些宁愿没听见的事。当我们在医院以医生和科研人员的身份开始工作，第一次听到有同事提起"FDD"这个缩写时，简直不敢相信自己的耳朵。FDD 是"痴肥的糖尿病患者"的简称。假如知道你的医生是这么看待你的，你在就诊时大概就不会感到舒适了。

这个简称所表明的，是那些在医疗界工作的人也倾向于认为肥胖完全是由患者自身的错误行为造成的，是他们吃得太多、动得太少的缘故。他们很少或完全没有考虑过患者的遗传背景、用药历史、所承受的压力、睡眠质量或其他可能导致体重超重的因素，这些因素我们在第九章中都曾详细介绍过 ①。

　　许多医生甚至都不会在诊疗室里提起肥胖这个话题，一方面是因为这个话题很难说清楚或解释起来很痛苦，另一方面则是因为对于肥胖，很少有合适的解决方法。因此，开治疗糖尿病、膝盖疼痛或抑郁症的处方药，比讨论这类症状的症结在哪儿要容易得多。如果真的聊起了这个话题，医生通常也只是建议低热量饮食（我们现在知道这种单边方法并不十分有效），随后继续开可能导致体重增加的处方药，如某些治疗糖尿病、高血压、疼痛或抑郁症的药物，而不是审视是否可以减小这类药物的剂量，以使患者更容易减重。举个例子，假如患者正在使用 100 个单位的胰岛素治疗糖尿病，那他几乎不可能通过改变生活方式来减重，因为胰岛素会锁住脂肪，减少脂肪燃烧。因此，假如一个人很认真地想要改变，想用一种更健康的方式生活，那么他应该与医生交流，看看是否可以找到一种明智的方式来减少胰岛素的用量。作为医生，早就应该考虑到这种可能性，而目前能做到这一步的医生还不够多。

　　在医疗界，另一个问题是很难准确诊断肥胖患者所患的疾病。许多研究都表明，在医生和其他医务工作者群体中存在着对肥胖

───────────────

① 作者注：即使患者体重超重完全是因为他们吃得太多，我们仍旧没有理由谴责他们或拒绝为他们提供医疗服务。我们不会因为肺癌患者吸烟而不给他进行化疗。职业足球运动员若在比赛中膝盖受伤，也会得到妥善的治疗，即使他们已经知道踢足球会让他们暴露于受伤的风险中。这难道也是他们自身的错误吗？什么时候人们患病成了他们自己的过错呢？

患者的下意识的偏见，因此他们为肥胖患者提供的服务质量通常也就比不上为体重正常的患者所提供的服务质量了。

艾莎也提及了她的相关经历。"4 年前，我开始有些轻微的症状：疲倦，肌肉和关节疼痛，以及眼睛干涩。我的全科医生立刻就断定这些症状是肥胖导致的，并建议我换个床垫。他将眼睛干涩归因于花粉症，尽管那时已经是 10 月份，距花粉症高发的季节已经过去很久了。至于我的胃部不适，他把我介绍给了一个胃肠病专家，专家说，'你先减肥吧，等你体重恢复正常了再来找我，到那时我们再来看你的症状是由你的体重引起的还是有别的什么原因。'我当然知道我的很多症状都可以用我体重超重来解释，大家都知道肥胖可以导致疲劳和关节疼痛，但我的腕关节也痛，这似乎不可能是由我肥胖的下半身造成的吧。"

医生建议艾莎采取更健康的生活方式，即使她已经按照健康的生活方式生活很多年了。事实上，她比她认识的许多人都更加关注这个方面。她每天都会散步 1 小时，外出都骑自行车，每天早上都做肌肉力量训练，写作时每隔半小时会从椅子里站起来活动一下，还一直保持健康的饮食习惯。那么她怎么会就只减掉了一点儿体重呢？她去看了其他医生，一位心脏病专家，因为她胸痛；随后她又回到了全科医生那里，因为她反复出现了类似流感的症状；她还去看了一位免疫学专家，因为她有自身免疫系统疾病的家族史。但是，一次又一次，医生都将她疲劳和关节疼痛的症状归因于肥胖。"我觉得他们都没把我当回事儿。那时，我的症状已经对日常生活造成了巨大影响，即便如此，我仍然无法预约到上述任何一位医生进行复诊。一年半后，情况变得更糟糕了。有一天晚上，我开始尿血，满眼都是红色！我的全科医生直接将我转到了内科专家处，内科专家诊断我患了肾病。结果那是一种自身免疫系统疾病！'你真的病了！'专家对我说，他看起来非常惊讶，就好像我一直在装病一样。"

肥胖与抑郁症

艾莎的适应力极强，她在小时候就从母亲那里学到了不必为自己的体型而感到羞愧。尽管她很早就开始发胖，而且她在青春期时遭遇过一些挫折（如父母离异），以及多年来都在与许多不幸抗争，但艾莎并没有真的患上抑郁症。然而，对很多人来说，肥胖和抑郁症是相伴而来的。这看上去似乎很合理，因为许多体重超重的人每天都或多或少需要应对来自他人的偏见和因为自身体型而产生的羞耻感。的确，对许多人来说，围绕肥胖所产生的污名确实会导致焦虑、暴饮暴食以及自尊丧失。因自身体型而产生的羞耻感也会使许多人逃避运动，因为运动时可能展示出他们全部的身体曲线，而且突出的赘肉也会阻碍他们慢跑的意愿。假如一位肥胖患者真的鼓足勇气尝试运动，那么他不仅会膝盖疼痛，还会收到来自其他人的不赞同的目光和议论。这下你知道他们为什么会很快放弃运动了吧。

如果你是一位治疗肥胖的医生，那么上述事例正是你每天在诊疗室里会听到的那种令人苦恼的遭遇。此外，肥胖患者的生活质量也受到功能限制的严重影响。"我的肚子挡了道，因此我无法自己系鞋带"，或者"如果我的宝宝想和我玩耍，或者更糟糕一点儿，如果她跑向一条小河，我根本就追不上她，而她还不知道怎么游泳"。尽管这些日常生活中的不便可以轻易地解释肥胖患者的情绪低落问题，但这并不是全部的真相。近年来，我们越来越了解肥胖和抑郁症之间的生物学联系，也许在将来，这种了解可能会使我们更好地帮助肥胖患者改善情绪问题。

肥胖和抑郁症之间的联系是双向的，4项整合分析①的结果表明，这两种病症相互影响。一直以来，肥胖都是预测抑郁症的风险因子，而抑郁症也增大了患肥胖的风险。在成年人中是这样，在儿童和青少年中也是这样。肥胖与抑郁症的关联并非只在西方世界存在。你可能认为某些会同时导致患抑郁症和肥胖风险增大的因素，如不健康的生活习惯、遗传背景、衰老、单身或使用会使人发胖的抗抑郁类药物，可以解释两者之间的关联，但研究表明，事实并非如此！

引人注意的是，大量研究证据显示，肥胖和抑郁症与人体内消极适应的恶性循环有关，这是因为肥胖和抑郁症有共同的生物学病因。例如，某些基因突变可能同时导致这两种疾病发生，各种激素、代谢和炎症机制可以使人既发胖又患上抑郁症。

然而，这远远不是简单的一一对应的关系。就像肥胖有不同

---

① 译者注：这类分析针对某一特定现象，将既往研究的结果整合起来，以得出更准确的结论。

的类型，抑郁症也有不同的类型，如忧郁型抑郁症以及非典型抑郁症。忧郁型抑郁症的特征包括丧失感知快乐的能力、觉得自己毫无价值、没有情绪起伏、有精神运动性障碍和认知障碍，还包括失眠、食欲减退以及体重减轻。相反，非典型抑郁症以疲劳、嗜睡、食欲增强、体重增加及其他症状为特征。非典型抑郁症的患者正是由于食欲增强而导致肥胖，并引起了一系列与肥胖相关的生物学变化，如炎症水平升高，还有激素变化（如瘦素水平升高）。有 40% ~ 50% 的抑郁症患者经历过食欲减退和（或）体重减轻，另有 15% ~ 25% 的患者在抑郁症发作期间食欲增强或体重增加。

　　如果听过艾莎、凯伦、米拉、帕蒂和杰克以及其他许多患者的故事，你就会发现他们有足够的理由情绪低落。人们往往会因体重超重引起的一系列心理和生理烦恼而感到压抑，但肥胖和抑郁症之间的关联绝不仅限于此，我们已知肥胖和抑郁症在很大程度上都受到遗传因素的影响，大量肥胖相关基因主要通过影响调控食欲和能量代谢的脑区（下丘脑和垂体）以及决定情绪的脑区（边缘系统）来实现它们的功能。研究结果显示，调控我们体重和能量代谢的脑区与调节情绪的脑区有相当大的重叠。因此，假如你的运气不佳，那么你可能生来就有比别人高的患肥胖和抑郁症的风险。

　　肥胖和抑郁症之间的联系也存在于我们的压力系统中，即下丘脑－垂体－肾上腺轴，其分泌的最终产物是压力激素——皮质醇。在第八章中，我们描述了长时间暴露于过量皮质醇下的生理后果。在极端情况下，如罕见的库欣综合征患者中，50% ～ 80% 的患者都受到了重度抑郁症的困扰。当过量皮质醇的生产源头被切除后，重度抑郁症的症状也会迅速地消失。研究表明，不少人体内的皮质醇水平也会升高，但这些人并未患有库欣综合征这种罕见病症，而是患有其他病症，如与不良生活方式相关的肥胖。在这些病例中，可能还存在着其他变数。我们相信，过量皮质醇会导致抑郁症状的出现，因为这种压力激素的冲击会损伤部分脑区，包括控制情感的中心。同时，皮质醇会引起一个恶性循环，因为高皮质醇水平会强化我们对零食的渴望，从而使更多的脂肪在腹部囤积；反过来，囤积在腹部的内脏脂肪又会通过脂肪产生的酶、激素以及炎性物质促进皮质醇的生成。因此，你会发现，过量的内脏脂肪和皮质醇会导致情绪低落。不幸的是，我们无法简单地像库欣综合征患者那样通过手术使皮质醇水平骤降来解决这一问题。皮质醇是人体必需的激素，我们根本离不开它。事实上，如果没有皮质醇，我们就无法生存，因为无数代谢过程都会受到严重的干扰。

我们也不应该忽略炎性物质，因为它们架起了肥胖和抑郁症之间的第三座桥梁。我们之前已经看到，随着时间的推移，脂肪细胞会产生炎性物质。我们现在也知道，肥胖实际上是一种身体轻度发炎的状态。这种炎症并不是由细菌感染引起的（如肺炎），而是由内脏脂肪细胞生成的炎性物质造成的。但为什么这会使你感到悲伤呢？因为这些炎性物质也能通过各种途径进入脑，如通过血液中的化学信使、神经纤维以及细胞间传递的信号进入脑，从而产生不同的影响。动物研究甚至表明肥胖会使某些脑区，包括管理我们记忆和情绪的脑区产生炎症反应！因此，你可以理解为过量的内脏脂肪使脑中出现了轻微的炎症，而且炎症正巧发生在那些会使我们感到抑郁的脑区。

你也许会认为服用阿司匹林这样的消炎药可以消除抑郁症状，确实，许多科学研究都证实了消炎药有助于减轻抑郁症状。尽管这些研究成果都十分具有前景，但我们无法确定哪些患者会从中受益而哪些患者又会收效甚微。希望在将来，科学家能证明消炎药对同时患有肥胖和抑郁症的人群是有效的。

在第三章和第五章，我们讲述了瘦素和其他激素如何调控能量代谢、食欲以及其他人体机能，并以此作为脂肪与脑沟通的渠道。肥胖引起的炎症扰乱了瘦素信号（我们称这种情况为"瘦素抵抗"），哪怕我们如此需要瘦素来监测脂肪储备并及时抑制饥饿感。在脂肪细胞产生的炎性物质中，有一种叫作C反应蛋白的物质可以干扰或抑制瘦素与瘦素受体的结合，这会导致饱足感信号无法正常传递到脑中调控饱足感和能量代谢的中心。这意味着我们的食欲会持续旺盛，消耗的能量也会减少。有趣的是，瘦素本身似乎也可以影响情绪。在动物实验中，研究人员发现瘦素具有抗抑郁作用！当前，肥胖研究中流传着一个假说，即瘦素抵抗可能是抑郁症的一个主要风险因素。不过，这一假说还有待进一步的研究来证实。

肥胖和抑郁症之间的另一个关联因素是我们所熟悉的激素——胰岛素，胰岛素能调节糖代谢和脂肪代谢。肥胖患者体内通常会出现胰岛素功能紊乱，引起胰岛素抵抗，最终甚至会导致糖尿病（详见第四章）。并且，胰岛素也会影响脑，尤其是脑中作为情绪中心的边缘系统。抑郁症和糖尿病也是相伴发生的。过去人们认为，与肥胖和抑郁症相伴发生的原因一样，糖尿病和抑郁症这两种疾病相伴发生的原因也可能是两者具有相同的遗传背景。然而，研究显示，这与基因的关系不大。能同时导致抑郁症和糖尿病的主要因素是环境因素，包括我们日复一日过量摄取的高糖食物！因此，避免过量食用含糖饮料和糖果是个好主意，这可以预防情绪低落，使我们不至于沉浸在悲伤的情绪中。

最后，还有一个可以解释肥胖和抑郁症之间联系的因素，它存在于我们的肠道微生物组中。有时我们会说到"直觉"（gut feeling，直译为肠道感觉），那你知道这背后其实是有科学依据的吗？这是因为我们的消化道和脑在不停地来回交换信息，这种信息沟通是通过所谓的联系肠道神经系统与中枢神经系统的肠脑轴发生的。肠道微生物组与我们所摄取的食物在这个肠脑交互系统中起着重要作用。有意思的是，我们怀疑这个系统不仅与肥胖有关，还可能导致了一些精神疾病。比如，我们的肠道细菌可以直接影响脑内物质，尤其是神经递质，如5-羟色胺，我们的"快乐激素"之一。脑中5-羟色胺水平过低可以引起一系列抑郁的症状。小鼠研究表明，益生菌（如养乐多之类的乳制饮品中含有）可以改善5-羟色胺代谢，从而具有抗抑郁和减少焦虑的效果。这一发现是否也同样适用于人类，还有待进一步研究。

我们肠道微生物组的一些变化也与炎性物质有关。这些炎性物质似乎可以增强肠道的渗透性，使细菌和其他物质通过肠道进入血液中，继而随着血液循环到达脑。通常来讲，脑周围有一堵"墙"，即血脑屏障，可以保护脑不受外界侵害，但炎性物质，如肥胖患者体内的肠道菌群受损时所产生的炎性物质，可以使血脑屏障发生渗漏，然后这些物质就得以进入调节情绪的脑区。研究者有时也将这种现象称为"肠道渗漏导致的脑渗漏"。

减重与抑郁症

2011 年，来自美国费城宾夕法尼亚大学医学院的科学家就各种肥胖治疗方法对抑郁症状的影响进行了研究。当人们通过生活方式干预、抗肥胖药或减重手术成功减重后，抑郁症状会有所减轻吗？该项研究表明，几乎所有通过采用健康生活方式成功减重的人，抑郁症状都有所好转。彻底改变生活方式对抑郁症状的改善也比单纯节食来得更为显著。科学家还发现，运动干预对情绪也有积极、有利的影响。有趣的是，这些生活方式干预所导致的体重变化和抑郁症状改善之间并没有关联，这似乎提示了抑郁症状的改善可能与减重以外的其他因素有关。认知行为疗法也是常用的减重干预方法，它可能在帮助患者进行自我肯定方面起到了积极作用，因为患者认识到了他们自身的价值并不是同他们肥胖的体型联系在一起的。这种疗法还有助于人们培养和增强自控能力，以应对社会上对肥胖的污名化。有些生活方式干预是以组群为单位的，来自组员和治疗师的支持就已经对人们的感受产生了积极、有利的影响。

那么接受了减重手术的人，他们的情绪又会发生怎样的改变呢？在减重手术后，人们通常会减掉大量体重。对许多人来说，成功减重会帮助他们改善人际关系，提高求职应聘的成功率，同时还能提高生活质量，因为他们的生理限制（阻碍行动的赘肉）不复存在。对帕蒂来说，减重手术立刻为她带来了新生，甚至让她复出后的演艺事业更加成功！肥胖相关的疾病，如糖尿病也会有所改善，甚至消失。不幸的是，在手术后最初的一段时间内，精神生活质量方面，如心理健康情况和抑郁症状的改善却乏善可陈。长期的跟踪调查研究表明，随着时间的推移，抑郁症状还会再次出现。

有趣的是，越来越多的证据显示，减重手术后，过度饮酒的风险升高。对此，美国佛罗里达州迈阿密大学的研究人员有如下几种解释。从生理上来说，我们的神经系统对暴饮暴食的反应和对某些药物的反应是一样的，因此减重手术后可能会出现成瘾的转变，比如暴饮暴食被术后酒精成瘾所取代，而事实也确实如此。另一种解释则是术后人们对酒精可能更敏感了。目前，科学家正在针对这种现象进行大量的研究。

伟大的古罗马诗人尤维纳（Juvenal）曾说过，"高尚的灵魂寓于强健的身体。"但你会发现，当我们谈到脂肪管理的时候，身和心是完全分离的两个系统。艾莎、帕蒂、米拉、杰克和凯伦的故事都告诉我们，作为一名肥胖人士，每天都必须坚定不移地应对所经历的一切心理冲击。原来，以胖为耻是天天都会发生的事！

现在，应是我们全社会对那些仍在和体重做斗争的人们表示敬意，并永远消除"痴肥的糖尿病患者"污名的时候了。对人们来说，尤其是那些通过本书与外界分享自身经历的人来说，谈论肥胖是需要勇气的。你应该认真面对你或他人的体重超重问题，并花时间仔细审视所有可能导致或维持体重超重的因素，因为假如你体重超重或已患上肥胖，你就应该更好地了解你的身体发生了怎样的变化，并尽可能有针对性地减少导致体重超重或肥胖的因素，这可以帮助你达到并维持健康的体重。最重要的是，当我们清楚地意识到肥胖是种复杂的病症，是由所有这些因素综合导致的之后，我们对肥胖的理解就会更加深入，其中不仅仅包括了对维持自身体重的理解，还包括了对他人体重超重的理解。假如我们能够停止对体重超重的人评头论足，尽可能地相互扶持，并通过积极的方式达到并维持健康的体重，那将是多么美好的事啊！要解决这一沉重的体重问题，我们任重而道远，但只要我们相互支持，就一定能克服艰难险阻，到达胜利的彼岸！

致

谢

本书的面世离不开许多人的帮助和支持，在此我们要向他们表示感谢。首先，我们要感谢那些愿意和我们分享自身故事的人，你们的亲身经历使我们深为感动并受到启发和鼓舞，我们从中也学到了许多。在有些故事中，我们用了真名。非常感谢杰克和凯伦以及你们的父母，还有艾莎、马克、米拉、娜塔莉、帕蒂和罗伯，感谢你们的坦诚！

由于我们非常希望书中的内容是有用的且经得起科学检验的，所以我们邀请了科学界和医学界的权威人士对本书进行了审核。非常感谢帕特里克·然森博士（Patrick Rensen，PhD）、艾瑞卡·范登阿克博士（Erica van den Akker，MD PhD）、米歇尔·尼耶霍夫医生（Michiel Nijhoff，MD）、伊弗·斯浦肯斯博士（Yvo Sijpkens，MD PhD）、阿尔特·扬·范德莱利博士（Aart Jan van der Lelij，MD PhD）、艾德丽·维尔霍芬博士（Adrie Verhoeven，PhD）、马克思·纽多普博士（Max Nieuwdorp，MD PhD）、扬·荷伊马克斯博士（Jan Hoeijmakers，PhD）、亚普·塞德尔博士（Jaap Seidell，PhD）、米瑞尔·塞尔里博士（Mireille Serlie，MD PhD）、吉荣·莫林根（Jeroen Molinger）、扬·亚伯斯医生（Jan Apers，MD）、瑞内·克拉森医生（René Klaassen，MD）以及艾玛·玛西博士（Emma Massey，PhD）为本书提出了宝贵意见。

同时，我们也要感谢本书的编辑和校对人员，他们的辛勤工作使没有医学或科学背景的普罗大众可以理解我们想要通过本书呈现的复杂内容。首先，我们要感谢我们的编辑艾瑞克·德布鲁因（Erik de Bruin）和琳达·维瑟（Linda Visser），同样，我们也要感谢朱莉·玛特邦斯（Julie Maturbongs）、玛丽耶克·希佛（Marijke Schiffer）、鲁德·范德林德（Ruud van der Linde）、莫尼克·邓海默（Monique den Hamer）、卡拉·扬根恩格尔（Carla Jongenengel）、克劳蒂亚·维瑟（Claudia Visser）、乔斯·伯恩（Jos Boon）、艾达·威廉姆斯坦（Ada Willemstein）、艾斯特·兰科维森（Esther Lankhuijzen）、伊尔克·范德马克（Ilke van der Mark）以及安妮塔·格鲁安迪克（Anita Groenendijk）。此外，我们还要感谢肥胖和营养学领域的同行学者，尤其是荷兰营养学中心的戈尔达·冯克斯博士（Gerda Feunekes，PhD）和丹妮艾尔·沃尔弗斯博士（Daniëlle Wolvers，PhD），加拿大皇家内科医师学会会员艾莉亚·沙玛博士（Arya Sharma，MD PhD）以及我们在欧洲肥胖研究协会和内分泌学会的同事。感谢他们与我们进行讨论，这对我们在本书中所表达的观点具有启发意义。

最后，我们衷心地感谢伴侣、家人和朋友，你们的大力支持使我们能在工作之余专心投入到本书的创作之中。也正是因为有你们，整个创作过程都使人备感愉悦！

体重超重：BMI 在 $25.0 \sim 29.9 \ kg/m^2$。

肥胖：严重的体重超重，BMI $\geqslant 30.0 \ kg/m^2$。

激素：由内分泌腺向血液中分泌的化学信使，可以通过与目标器官上的激素受体结合而在人体内远距离地发挥作用。甲状腺就是一个例子。但其他器官，如心脏和脂肪也可以产生并分泌激素。

糖尿病：本书中的糖尿病均指 2 型糖尿病。患者血糖调节受损，血糖水平升高。糖尿病的发展通常是由于人体的组织器官对胰岛素不敏感了（胰岛素抵抗），导致糖在血液中滞留，致使血糖水平过高。同时，胰腺分泌的胰岛素水平也有所下降，这意味着组织无法通过胰岛素有效地从血液中吸收糖分。时间久了，糖尿病还会引起一系列并发症，包括心血管疾病、肾病、眼疾和神经系统疾病。

基因：DNA 序列中的一段，含有特定蛋白（如某种受体）的编码信息。

细胞：细胞是生物体（如动植物）的最小组成单位。它是由含有 DNA 的细胞核以及维持细胞活动的小型"机器"——细胞器构成的。

DNA：人体内的每个细胞都含有的遗传物质，它们编码人体可以合成的所有蛋白，如构成我们肌肉和眼睛的蛋白。

线粒体：细胞中的微型"发电站"，几乎人体内所有的细胞中都含有大量的线粒体，它们调控细胞的新陈代谢。

糖原：由大量糖分子聚集而成的糖类储备，存在于肝脏和肌肉中。

脂肪酸：甘油三酯的一部分，分解后可以产生能量。脂肪酸种类繁多，有长链、短链、饱和、不饱和脂肪酸。

胰岛素：由胰腺分泌的一种激素，能使体细胞吸收血液中的葡萄糖。它通过在细胞表面打孔，使葡萄糖得以进入细胞。胰岛素还能使人体储存更多脂肪。

甘油三酯：脂肪的储存形式，由 1 个甘油分子和 3 个脂肪酸分子构成。

蛋白质：与糖原、脂肪一起，构成人体的主要能量来源。蛋白质分子是由一组不同的氨基酸构成的，后者也可以作为燃料。蛋白质是肌肉和其他许多器官的重要组成部分，还可以形成受体。

果糖：和葡萄糖一样，是简单碳水化合物的一种。果糖因天然存在于水果中而得名。

淀粉：长链葡萄糖。

简单碳水化合物：可以直接被肠道吸收进入血液，使血糖迅速升高。

复合碳水化合物：必须先由消化酶"切断"成不同的糖分子才能被肠道吸收，因而可以使血糖缓慢升高。

肾上腺素：一种由肾上腺分泌的压力激素。当人们遭受急性心理或生理压力时，肾上腺会迅速分泌这种激素。

皮质醇：这种压力激素是由肾上腺持续分泌的，当人们承受心理或生理压力时，人体会分泌额外的皮质醇。它参与人体内各种反应，比如免疫反应和糖代谢。假如体内皮质醇水平过高，那么可能导致食欲增强和内脏脂肪的囤积。

神经肽 Y（NPY）：脑中的一种神经递质，其功能之一是可以产生饥饿感。

胰腺：位于腹腔中的分泌器官，能分泌多种激素，包括胰岛素，还可以产生消化液，帮助肠道消化食物。

身体质量指数（BMI）：身高和体重测量结果的比值。计算公式为：体重（kg）/身高（m²）。BMI 在 18.5 ～ 24.9 kg/m² 表示体重健康，在 25.0 ～ 29.9 kg/m² 表示体重超重，在 30.0 ～ 39.9 kg/m² 表示肥胖，超过 40.0 kg/m² 表示严重肥胖。

雌激素：主要由育龄女性的卵巢产生，也可以由脂肪产生。脂肪中的芳香化酶可以将雄激素转化为雌激素。

瘦素：第一种被证实由脂肪产生的激素。它由脂肪细胞生成，通过与下丘脑中的瘦素受体结合来产生饱足感。由于脂肪细胞产生的瘦素量与脂肪细胞中储存的脂肪量成正比，因此瘦素也被认为是人体的脂肪感应器。

单基因肥胖：一种相对罕见的肥胖类型，通常以严重的早发性肥胖、过分强烈的饥饿感、微弱的饱足感以及激素紊乱为特征。大多数单基因肥胖是由瘦素 - 黑素皮质素通路中的基因突变造成的，该通路在下丘脑调控的食物摄取和能量代谢过程中起着重要作用。

受体：激素受体能与特定激素结合。激素与受体的结合就像一把钥匙插进一把锁里，当两者在体细胞内或体细胞表面相结合时，会在特定器官中引起一系列反应。

脑垂体：大约 1 厘米长，位于鼻梁正后侧。脑垂体中含有大量激素生成细胞，对体内的许多激素都有调节作用。

脂联素：脂肪激素的一种。脂联素能使小鼠对胰岛素的敏感度提高，从而降低小鼠患糖尿病与心血管疾病的风险。

亲吻素：由脑产生的一种激素，负责介导瘦素与脑中生育中心之间的联系。

胰岛素抵抗：体细胞对胰岛素的作用不敏感，导致器官无法有效地从血液中吸收糖分，引起血糖水平升高。

雄激素：如睾酮。

产热：能量消耗。每日能量总消耗可以分成几个组成部分，包括静息代谢、食物的热效应以及活动产热。

黑素皮质素-4受体（MC4受体）：分布于下丘脑中，与瘦素受体类似，也参与饱足感的产生与调控。

促生长激素释放素：胃分泌的一种激素，能调控饥饿感，也因此得名为饥饿激素。

胆囊收缩素（CCK）：一种由肠道分泌的激素，可以减缓食物从胃中排空的速度。它还可以通过影响脑来增强饱足感。

酪酪肽（PYY）：由肠道分泌的能产生饱足感的激素。

胰高血糖素样肽-1（GLP-1）：一种由肠道分泌的激素，可以抑制食欲，促进胰腺分泌更多的胰岛素，从而降低血糖水平。

神经递质：脑中传递信息的信号蛋白。

刺鼠相关肽（AgRP）：一种由下丘脑产生的神经递质，可以使人产生饥饿感。

内源性大麻素：由人体产生的一种类脂物质。它们漂浮在血液中，可以与内源性大麻素受体结合，从而进入细胞。内源性大麻素受体主要分布于下丘脑及其他器官（如脂肪和肌肉）中。内源性大麻素与其受体一起组成了内源性大麻素系统，可调节食欲、脂肪代谢和糖代谢，以及我们的记忆系统和奖励系统。

δ-9- 四氢大麻酚：大麻中的活性成分，通过激活下丘脑中的内源性大麻素受体来增强食欲和饥饿感。

多巴胺：脑中用来传递信号的一种神经递质，有时被称为脑中"快乐激素"的一员，在奖励系统中起着不可忽视的作用，因而对成瘾十分重要。

5- 羟色胺：脑中的一种神经递质，其功能包括可以使人产生快乐感、稳定情绪等，它还可以通过 MC4 受体使人产生饱足感。

PET：正电子发射断层显像，是一种通过使器官吸收放射性元素标记物而显影的特殊检查手段。

生物钟：生物体保持生理、行为及形态结构等随时间呈现出周期变化的能力，是生物体内一种无形的"时钟"。

生物钟基因：这些基因编码了对我们体内生物钟非常重要的蛋白。最早发现的生物钟基因编码了 PERIOD 蛋白、TIMELESS 蛋白和 DOUBLETIME 蛋白。这 3 种蛋白协同调节我们细胞中的其他蛋白，产生了以 24 小时为周期的生物钟。

阻塞型睡眠呼吸暂停低通气综合征（OSAS）：一种伴有打鼾和呼吸暂停的睡眠障碍。患者睡眠时，呼吸会出现多次停顿，有时停顿甚至多达每小时 50 次。这导致患者血氧不足，起床时感到十分疲累，白天常常容易睡着。这种症状通常和体重超重或肥胖同时发生。

皮质类固醇：人体本身产生的某些激素（如由肾上腺皮质分泌的皮质醇）或类似皮质醇的药物（如泼尼松和地塞米松）的统称。

环境内分泌干扰物：指可以模拟或阻断内源性激素功能的化学物质。

库欣综合征：库欣综合征的一系列症状都指向体内过量的皮质醇（由肾上腺分泌）。这可能是使用含类皮质醇物质的药物的结果，也可能是因为人体本身产生了过量的皮质醇。

双酚 A（BPA）：存在于许多塑料制品中，被认为是一种环境内分泌干扰物。

邻苯二甲酸盐：一类使塑料更具弹性的化学物质，又称"塑化剂"，被认为是环境内分泌干扰物。

助推：一种有意影响下意识行为的策略，即在正确的方向上给予一个轻柔的推动力。

倾倒综合征：胃绕道手术后可能出现的一种病症。如果进食太多、太快，那么过量食物突然进入肠道，会导致肠道在短时间内从血液中吸收大量水分，从而引起一系列症状，如眩晕、盗汗甚至晕厥。

参考资料

第一章　我们一直误解了脂肪

关于维伦多夫的维纳斯的内容，参考了以下文献：ANTL-WEISER W. The anthropomorphic figurines from Willendorf [J]. *Wissenschaftliche Mitteilungen Niederösterreichisches Landesmuseum* (2008), 19: 19-30.

关于体重超重认知史的简要回顾，参考了以下文献：EKNOYAN G. A history of obesity, or how what was good became ugly and then bad [J]. *Advances in chronic kidney disease* (2006), 13: 421-427.

关于体重超重原因的发现，详见：BRAY G. Obesity: Historical development of scientific and cultural ideas [J]. *International Journal of Obesity* (1990), 14(11): 909-926.

我们从以下文献中获取了有关第二次农业革命的信息：FOGEL R W. The escape from hunger and premature death, 1700–2100 [M]. Cambridge: Cambridge University Press, 2004.

关于脂肪细胞的发现以及其他关于脂肪的重要发现，可以参考以下这篇综述：LAFONTAN M. Historical perspectives in fat cell biology: the fat cell as a model for the investigation of hormonal and metabolic pathways [J]. *American Journal of Physiology-Cell Physiology* (2011), 302: C327-C359.

第二章 脂肪比你想象的更重要

关于脂肪、糖类和蛋白质代谢的细致描述，参考了下列书目的第四十六章：LEVY M. Physiology fourth edition [M]. Mosby: Philadelphia, 2006.

关于脂肪细胞的工作原理以及脂肪在胚胎期的发育过程，参考了以下综述：SYMONDS M E, POPE M, SHARKEY D, et al. Adipose tissue and fetal programming [J]. *Diabetologia* (2012), 55: 1597-1606.

关于脂肪代谢障碍的完整概述，可以参考以下文献：JAZET I M, JONKER J T, WIJNGAARDEN M A, et al. Therapy resistant diabetes mellitus and lipodystrophy: leptin therapy leads to improvement [J]. *Nederlands Tijdschrift voor Geneeskunde* (2013), 157(4): A5482.

关于果糖和葡萄糖对肝脏的各种影响，可以参考以下研究：JENSEN T, ABDELMALEK M F, SULLIVAN S, et al. Fructose and sugar: a major mediator of non-alcoholic fatty liver disease [J]. *Journal of Hepatology* (2018), 68: 1063-1075.

你想更深入地了解低脂饮食与低碳水化合物饮食会对身体产生怎样的影响吗？请参考下述文章：

GARDNER C D, TREPANOWSKI J F, GOBBO L D, et al. Effect of low-fat vs low-carbohydrate diet on 12-month weight loss in overweight adults and the association with genotype pattern or insulin secretion: the DIETFITS randomized clinical trial [J]. *JAMA* (2018), 319: 667-679.

SAVAS M, VAN ROSSUM E F C. Beter een vetarm of koolhydraatarm dieet: is dat te voorspellen? [J]. *Nederlands Tijdschrift voor Geneeskunde* (2017), 161:D2310.

有研究表明，最后摄入碳水化合物的进食顺序最有利于健康。请参考：SHUKAL A P, ANDONO J, TOUHAMY S H, et al. Carbohydrate-last meal pattern lowers postprandial glucose and insulin excursions in type 2 diabetes [J]. *BMJ Open Diabetes Research & Care* (2017), 5:e000440.

关于饮食中食物最佳配比的研究，可以参考以下综述：LUDWIG D S, WILLETT W C, VOLEK J S, et al. Dietary fat: from foe to friend? [J]. *Science* (2018), 362: 764-770.

想了解国际上对于健康饮食的推荐，可以参考世界卫生组织的网页。

荷兰营养学中心基于以下综述制订了荷兰人膳食指南：KROMHOUT D, SPAAIJ C J, DE GOEDE J, et al. The 2015 Dutch food-based dietary guidelines [J]. *European Journal of Clinical Nutrition* (2016), 70: 869-878. 第十章中马克所接受的改变生活方式的联合干预疗法也是基于这个指南制订的。

以下研究指出，经常摄入膳食纤维可以降低患心血管疾病的风险：REYNOLDS A. Carbohydrate quality and human health: a series of systematic reviews and meta-analyses [J]. *The Lancet* (2019), 393 (10170): 434-445.

第三章　脂肪激素才是关键所在

关于瘦素是如何被发现的，请参见由丹尼尔·卡斯特拉卡恩（V. Daniel Castracane）和迈克尔·汉森（Michael C. Henson）编写的《瘦素》（*Leptin*）一书的第一章："肥胖小鼠与瘦素的发现"（The obese (*ob/ob*) mouse and the discovery of leptin）。

关于在两名儿童中发现瘦素缺乏症的信息，请参考：MONTAGUE C T, FAROOQI I S. Congenital leptin deficiency is associated with severe early-onset obesity in humans [J]. *Nature* (1997), 387 (6636): 903-908.

关于用瘦素成功治疗瘦素缺乏症的事例，可参考以下综述：PAZ-FILHO G, MASTRONARDI C A, LICINIO J. Leptin treatment: facts and expectations [J]. *Metabolism* (2015), 1: 146-156.

关于在儿童中首次应用瘦素治疗瘦素缺乏症的范例，可参考：FAROOQI I S, JEBB S A, LANGMACK G, et al. Effects of recombinant leptin therapy in a child with congenital leptin deficiency [J]. *New England Journal of Medicine* (1999), 341 (12): 879-884.

关于瘦素在预防减重后出现的溜溜球效应中的作用，可参考：FARR O M, GAVRIELI A, MANTZOROS C S. Leptin applications in 2015: What have we learned about leptin and obesity? [J]. *Current Opinion in Endocrinology, Diabetes and Obesity* (2015), 22 (5): 353-359.

以下综述详细描述了瘦素在治疗肥胖和糖尿病上的潜力：DEPAOLI A M. 20 years of leptin: leptin in common obesity and associated disorders of metabolism [J]. *Journal of Endocrinology* (2014), 223 (1): T71-T81.

关于脂联素性质的详细阐述，可参考：NITRO E, SCUDIERO O, MONACO M L, et al. New insight into adiponectin role in obesity and obesity-related diseases [J]. *BioMed Research International* (2014), 658913.

我们从下述文章中获取了高水平体操运动员的身体状况以及月经情况的相关信息：

CLAESSENS A L, MALINA R M, LEFEVRE J, et al. Growth and menarcheal status of elite female gymnasts [J]. *Medicine & Science in*

Sports & Exercise (1992), 24 (7): 755-763.

THEINTZ G E, HOWALD H, WEISS U, et al. Evidence for a reduction of growth potential in adolescent female gymnasts [J]. *Journal of Pediatrics* (1993), 122 (2): 306-312.

BEUNEN G. Physical growth and maturation of female gymnasts: influence of selection bias on leg length and the duration of training on trunk length [J]. *Journal of Pediatrics* (1999), 136 (2): 149-155.

关于瘦素在生育中的作用，请参考以下两篇综述：

CHEHAB F F. Leptin and reproduction: past milestones, present undertakings and future endeavors [J]. *Journal of Endocrinology* (2014), 223 (1): T37-T48.

MANFREDI-LOZANO M, ROA J, TENA-SEMPERE M. Connecting metabolism and gonadal function: novel central neuropeptide pathways involved in the metabolic control of puberty and fertility [J]. *Frontiers in Neuroendocrinology* (2018), 48: 37-49.

你想更深入地了解浪漫的亲吻素吗？请参考：SKORUPSKAITE K, GEORGE J T, ANDERSON R A. The kisspeptin-GnRH pathway in human reproductive health and disease [J]. *Human Reproduction Update* (2014), 20 (4): 485-500.

第四章　脂肪过多有哪些危害

关于脂肪生命周期的详细信息，请参考以下两篇综述：

HYVÖNEN M T, SPALDING K L. Maintenance of white adipose tissue in man [J]. *The International Journal of Biochemistry & Cell Biology*

(2014), 56: 123-132.

ARNER P, SPALDING K L. Fat cell turnover in humans [J]. *Biochemical and Biophysical Research Communications* (2010), 396(1): 101-104.

下述研究阐明了体重增加对脂肪细胞体积的影响：SALANS L B, HORTON E S, SIMS E A. Experimental obesity in man: cellular character of the adipose tissue [J]. *Journal of Clinical Investigation* (1971), 50(5): 1005-1011.

关于从 20 岁左右开始脂肪细胞数量保持恒定这一重要发现，可参见：SPALDING K L, ARNER E, WESTERMARK P O, et al. Dynamics of fat cell turnover in humans [J]. *Nature* (2008), 453(7196): 783-787.

关于性激素对脂肪分布的影响，可参考以下综述：WHITE U A, TCHOUKALOVA Y D. Sex dimorphism and depot differences in adipose tissue function [J]. *Biochimica et Biophysica Acta* (2014), 1842(3): 377-392.

关于腹部内脏脂肪与皮下脂肪在引起代谢疾病风险方面的差异，可参考以下综述：SCHOETTL T, FISCHER I P, USSAR S. Heterogeneity of adipose tissue in development and metabolic function [J]. *Journal of Experimental Biology* (2018), 221:jeb162958.

关于肥胖对女性生育的影响，以及减重可改善不孕不育的研究，可参见以下两篇文献：

SILVESTRIS E, DE PERGOLA G, ROSANIA R, et al. Obesity as disruptor of the female fertility [J]. *Reproductive Biology and Endocrinology* (2018), 16(1): 22.

BEST D, AVENELL A, BHATTACHARYA S. How effective are weight-loss interventions for improving fertility in women and men who are overweight or obese? A systematic review and meta-analysis of the evidence [J]. *Human Reproduction Update* (2017), 23(6): 681-705.

关于肥胖对男性生育的影响，可参考：LIU Y, DING Z. Obesity, a serious etiologic factor for male subfertility in modern society [J]. *Reproduction* (2017), 154(4): R123-R131.

罗斯·弗里希通过研究证明，高水平运动员患乳腺癌及生殖系统癌症的风险较低。想了解该研究详情，可参考：FRISCH R E, WYSHAK G, ALBRIGHT N L, et al. Former athletes have a lower lifetime occurrence of breast cancer and cancers of the reproductive system [J]. *Advances in Experimental Medicine and Biology* (1992), 322: 29-39.

关于体重超重、肥胖与罹患癌症之间的关联，可参考以下两篇综述：

ALLOT E H, HURSTING S D. Obesity and cancer: mechanistic insights from transdisciplinary studies [J]. *Endocrine-Related Cancer* (2015), 22(6): R365-R386.

BERGER N A. Obesity and cancer pathogenesis [J]. *Annals of the New York Academy of Sciences* (2014), 1311: 57-76.

第五章　什么在控制你的饥饿感和饱足感

一项令人印象深刻的研究表明，我们每天要进行超过 220 次下意识的食物选择，并且这些选择受到了周围环境的影响。想了解该研究细节，请参见：WANSINK B, SOBAL J. Mindless eating: the 200 daily food decisions we overlook [J]. *Environment and Behavior* (2007), 39(1): 106-123.

在 2009 年发表于《临床儿科医学杂志》(*Praktische Pediatrie*)

上的文章《肥胖：是否可以通过基因诊断来检测？》（Obesitas: gendiagnostiek of geen diagnostiek?）中，小儿内分泌学专家艾瑞卡·范登阿克和埃德加·范米尔（Edgar van Mil）讲述了单基因肥胖的检测方法在儿童肥胖诊断中的应用，例如凯伦（瘦素受体异常）和杰克（MC4 受体异常）的病例。

一位体重严重超重的女性被诊断为携带和杰克类似的基因突变，她写了一个非常感人的故事，叫作《作为一个胖女孩，这还不算糟：体重的重量》。参见：ALMULI T. Het gewicht van gewicht [M]. Amsterdam: Nijgh & Van Ditmar, 2019.

我们对遗传性肥胖在荷兰特定儿童和成年人群体中发生的概率进行了研究，结果发表如下：KLEINENDORST L, MASSINK M P G, COOIMAN M I, et al. Genetic obesity: next-generation sequencing results of 1230 patients with obesity [J]. *Journal of Medical Genetics* (2018), 55(9):578-586.

关于胃分泌的饥饿激素——促生长激素释放素的具体信息，可以参考：KIEWIET R M. Ghreline: van eerste natuurlijke groeihormoon secretagoog tot multifunctioneel peptide [J]. *Nederlands Tijdschrift voor Klinische Chemie en Laboratoriumgeneeskunde* (2007).

我们的意识是如何影响饱足感产生的速度以及促生长激素释放素分泌的呢？想要更深入地了解这项有趣的研究，请参考：CRUM A J, CORBIN W R, BROWNELL K D, et al. Mind over milkshakes: mindsets, not just nutrients, determine ghrelin response [J]. *Health Psychology* (2011), 30(4):424-429.

促生长激素释放素的"姐妹激素"出乎意料地能对新陈代谢产生各种有利影响，想获得更详细的信息，请参考：DELHANTY P J,

NEGGERS S J, VAN DER LELY A J. The ghrelin system [M]. Karger: Freiburg, 2019. 一书中名为 Des-Acyl Ghrelin: A Metabolically Active Peptide 的章节。

内科专家、科学家维尔纳·克鲁兹菲尔德（Werner Creutzfeldt）讲述了胃肠激素的发现史，揭示了胃肠激素也可以与脑沟通、交流。参见：CREUTZFELDT W. The (pre)history of the incretin effect [J]. *Regulatory Peptides* (2005), 128(2):87-91.

英国阿伯丁大学的研究人员带你回顾人体内源性大麻素系统，该系统可对脑和身体产生各种影响。参见：PERTWEE R G. Cannabinoid pharmacology: the first 66 years [J]. *British Journal of Pharmacology* (2006), 147:S163-S171.

我们脑中的奖励系统是如何工作的？这一系统如何使我们过度饮食？我们如何能对它加以控制？请参考：ZIAUDDEEN H, ALONSO-ALONSO M, HILL J O, et al. Obesity and the neurocognitive basis of food reward and the control of intake [J]. *Advances in Nutrition* (2015), 6(4):474-486.

为什么有的人对碳水化合物有着极其强烈的需求？这是如何与情绪障碍和肥胖相关联的呢？请参见：VENTURA T, SANTANDER J, TORRES R, et al. Neurobiologic basis of craving for carbohydrates [J]. *Nutrition* (2014), 30(3):252-256.

"快乐激素"——5- 羟色胺在成瘾以及抑制食欲方面起着重要作用，想了解它的具体功能，请参考：MÜLLER C P, HOMBERG J R. The role of serotonin in drug use and addiction [J]. *Behavioural Brain Research* (2015), 277:146-192.

关于美国市面上通过奖励系统抑制食欲并有助于减肥的药物的介

绍，请参见：HIGGINS G A, ZEEB F D, FLETCHER P J. Role of impulsivity and reward in the anti-obesity actions of 5-HT$_{2C}$ receptor agonists [J]. *Journal of Psychopharmacology* (2017), 31(11):1403-1418.

第六章　增强新陈代谢，促进能量消耗

关于褐色脂肪的性质，以及可能影响褐色脂肪的各种药物和食物组分的有关信息，可参考以下综述：RUIZ J R, MARTINEZ-TELLEZ B, SANCHEZ-DELGADO G, et al. Role of human brown fat in obesity, metabolism and cardiovascular disease: strategies to turn up the heat [J]. *Progress in Cardiovascular Diseases* (2018), 61(2):232-245.

芭芭拉的故事以下述冬眠瘤患者的个案研究为基础：GADEA　E, THIVAT E, PAULON R, et al. Hibernoma: a clinical model for exploring the role of brown adipose tissue in the regulation of body weight? [J]. *The Journal of Clinical Endocrinology & Metabolism* (2014), 99(1): 1-6.

关于非运动活动产热的相关信息，请参见：LEVINE J A. Non-exercise activity thermogenesis (NEAT): environment and biology [J]. *American Journal of Physiology-Endocrinology and Metabolism* (2004), 286(5): E675-E685.

以多站立、走动代替久坐有哪些好处？请参见：DUVIVIER B M, SCHAPER N C, BREMERS M A, et al. Minimal intensity physical activity (standing and walking) of longer duration improves insulin action and plasma lipids more than shorter periods of moderate vigorous exercise (cycling) in sedentary subjects [J]. *PLoS One* (2013), 8(2):e55542.

关于食物对褐色脂肪的影响，可参考：YONESHIRO T, MATSUSHITA

M, HIBI M, et al. Tea catechin and caffeine activate brown adipose tissue and increase cold-induced thermogenic capacity in humans [J]. *American Journal of Clinical Nutrition* (2017), 105(4): 873-881.

日本的一项研究表明，健康的年轻男性在稍冷的环境中生活6周可以减脂，而且每天服用辣椒素（存在于辣椒中）可以激活褐色脂肪。关于该研究，可参考：YONESHIRO T, AITA S, MATSUSHITA M, et al. Recruited brown adipose tissue as an antiobesity agent in humans [J]. *Journal of Clinical Investigation* (2013), 123(8):3404-3408.

第七章　警惕，紊乱的生物钟会诱发肥胖

关于生物钟的突破性发现使3位美国科学家（杰夫瑞·霍尔、迈克尔·罗斯巴希和迈克尔·杨）获得了2017年诺贝尔生理学或医学奖，想了解更多信息，请参见宣布诺贝尔奖获奖得主的视频。

关于睡眠不足是如何导致食欲增强、代谢减缓以及体重增加的，以及各种睡眠干预方法有何疗效，可参考以下综述：NEDELTCHEVA A V, SCHEER F A. Metabolic effects of sleep disruption, links to obesity and diabetes [J]. *Current Opinion Endocrinology Diabetes Obesity* (2014), 21(4):293-298.

在一项有趣的研究中，英国伦敦国王学院的研究人员设法使那些睡眠时间通常较短的人睡得更久，并对延长睡眠能否改善饮食习惯进行了研究。请参见：AL KHATIB H K, HALL W L, CREEDON A, et al. Sleep extension is a feasible lifestyle intervention in free-living adults who are habitually short sleepers: a potential strategy for decreasing intake of free sugars? A randomized controlled pilot study [J]. *American Journal of*

Clinical Nutrition (2018), 107(1):43-53.

　　英国的一项大型研究显示，睡在未完全遮光卧室中的女性的体重比睡在黑暗卧室中的女性要重。参见：MCFADDEN E, JONES M E, SCHOEMAKER M J, et al. The relationship between obesity and exposure to light at night: cross-sectional analyses of over 100,000 women in the Breakthrough Generations Study [J]. *American Journal of Epidemiology* (2014), 180 (3):245-250.

　　下列综述清晰地阐述了睡眠和肥胖之间的关系——睡眠不足是如何导致体重增加的，以及肥胖和不健康的饮食又是如何反过来影响睡眠质量的：MUSCOGIURI G, BARREA L, ANNUNZIATA G, et al. Obesity and sleep disturbance: the chicken or the egg? [J]. *Critical Reviews in Food Science and Nutrition* (2019), 59(13):2158-2165. 关于睡眠与肥胖之间的关系，还可参考：THEORELL-HAGLÖW J, LINDBERG E. Sleep duration and obesity in adults: What are the connections? [J]. *Current Obesity Reports* (2016), 5(3):333-343.

　　有研究表明，假如你同时患有肥胖和OSAS，那么你患心血管疾病的风险就会大大增高。详见：JEAN-LOUIS G, ZIZI F, CLARK L T, et al. Obstructive sleep apnea and cardiovascular disease: role of the metabolic syndrome and its components [J]. *Journal of Clinical Sleep Medicine* (2008), 4(3):261-272.

　　进食的时机非常重要，在夜间进食会扰乱你的血糖代谢。详见：WITTERT G A, HEILBRONN L K, PAJCIN M, et al. Timing of food intake during simulated night shift impacts glucose metabolism: A controlled study [J]. *Chronobiology International* (2017), 34(8):1003-1013.

　　特定的进食模式（如省略早餐、间歇节食），以及进食的次数和时机都会影响健康。请参考：ST-ONGE M P, ARD J, BASKIN M L, et al. Meal timing and frequency: implications for cardiovascular disease prevention a scientific statement from the american heart association [J]. *Circulation* (2017), 135(9):e96-e121.

2011 年，著名的《新英格兰医学杂志》发表了一项具有突破性的研究，该研究聚焦短期极低热量饮食对调控饥饿感和饱足感的激素所产生的短期和长期影响，并清晰地阐明了溜溜球效应（节食减重后复胖）的部分机理。参见：SUMITHRAN P, PRENDERGAST L A, DELBRIDGE E, et al. Long-term persistence of hormonal adaptations to weight loss [J]. *New England Journal of Medicine* (2011), 365 (17):1597-1604.

假如你想深入了解美国著名减重比赛栏目《超级减肥王》的参赛者在减重后的长期状况，可以参考：FOTHERGILL E, GUO J, HOWARD L, et al. Persistent metabolic adaptation 6 years after *The Biggest Loser* competition [J]. *Obesity* (*Silver Spring*) (2016), 24(8):1612-1619.

你可以从以下文章中获取更多有关间歇节食法（节食时段与进食时段交替变化的一种饮食方法）的信息：STOCKMAN M C, OMAS D, BURKE J, et al. Intermittent fasting: Is the wait worth the weight? [J]. *Current Obesity Reports* (2018), 7(2):172-185.

关于当下的另一种饮食趋势——限时节食法（不减少摄取的热量，但允许进食的时间段显著缩短）的详细信息，可参考：MELKANI G C, PANDA S. Time-restricted feeding for prevention and treatment of cardiometabolic disorders [J]. *Journal of Physiology* (2017), 595(12):3691-3700.

美国科学家在 2015 年对健康成年人的进食模式进行了研究，发现进食模式与健康有相关性，该研究结果发表于顶尖期刊《细胞代谢》（*Cell Metabolism*）。参见：GILL S, PANDA S. A smartphone app reveals erraticd diurnal eating patterns in humans that can be modulated for health benefits [J]. *Cell Metabolism* (2015), 22(5):789-798.

第八章　压力为何让我们发胖

下列参考文献阐述了压力与肥胖相关联的背后所蕴含的科学原理：

VAN ROSSUM E F. Obesity and cortisol: New perspectives on an old theme [J]. *Obesity* (*Silver Spring*) (2017), 25(3):500-501.

TOMIYAMA A J. Stress and obesity [J]. *Annual Reviews Psychology* (2019), 70:703-718.

为什么有些人更容易受到慢性压力的负面影响，从而导致体重增加，我们对此进行了阐述。详见：VAN DER VALK E S, SAVAS M, VAN ROSSUM E F C. Stress and obesity: are there more susceptible individuals? [J]. *Current Obesity Reports* (2018), 7(2):193-203.

我们采用了一种较新的方法，通过测量头发中长期积累的皮质醇含量来研究成年人的肥胖与压力激素——皮质醇之间的关系。参见：WESTER V L, STAUFENBIEL S M, VELDHORST M A, et al. Long-term cortisol levels measured in scalp hair of obese patients [J]. *Obesity* (*Silver Spring*) (2014), 22(9):1956-1958.

关于我们对皮质醇与儿童肥胖的研究，可参考：NOPPE G, VAN DEN AKKER E L, DE RIJKE Y B, et al. Long-term glucocorticoid concentrations as a risk factor for childhood obesity and adverse body-fat distribution [J]. *International Journal of Obesity* (2016), 40(10):1503-1509.

关于慢性皮质醇水平升高与患心血管疾病风险增高之间的相关性研究，可参考：MANENSCHIJN L, SCHAAP L, VAN SCHOOR N M, et al. High long-term cortisol levels, measured in scalp hair, are associated with a history of cardiovascular disease [J]. *Journal of Clinical Endocrinology and Metabolism* (2013), 98(5):2078-2083.

关于过度饮酒与皮质醇水平升高之间的相关性研究，可参考：STALDER T, KIRSCHBAUM C, HEINZE K, et al. Use of hair cortisol analysis to detect hypercortisolism during active drinking phases in alcohol-dependent individuals [J]. *Biological Psychology* (2010), 85(3):357-360.

你可以从世界卫生组织网站上获取更多关于过度饮酒有害健康的信息。

第九章　还有哪些因素会导致体重增加

下列参考文献阐述了皮质类固醇与体重之间的相关性：

SAVAS M, WESTER V L, STAUFENBIEL S M, et al. Systematic evaluation of corticosteroid use in obese and non-obese individuals: A multi-cohort study [J]. *International Journal of Medical Sciences* (2017), 14(7):615-621.

SAVAS M, MUKA T, WESTER V L, et al. Associations between systemic and local corticosteroid use with metabolic syndrome and body mass index [J]. *Journal of Clinical Endocrinology and Metabolism* (2017), 102(10):3765-3774.

此外，2015 年的一项研究表明，含有皮质类固醇的局部用药物会对人体产生全身性的影响，可以抑制肾上腺的功能。参见：BROERSEN L H, PEREIRA A M, JØRGENSEN J O, et al. Adrenal insufficiency in corticosteroids use: systematic review and meta-analysis [J]. *Journal of Clinical Endocrinology and Metabolism* (2015), 100(6):2171-2180.

关于肥胖和哮喘的相关性研究，可参考下列文献：

GRUCHAŁA-NIEDOSZYTKO M, MAŁGORZEWICZ S, NIEDOSZYTKO M, et al. The influence of obesity on inflammation and clinical symptoms in asthma [J]. *Advances Medical Sciences* (2013), 58(1):15-21.

VAN HUISSTEDE A, CASTRO CABEZAS M, VAN DE GEIJN G J, et al. Underdiagnosis and overdiagnosis of asthma in the morbidly obese [J]. *Respiratory Medicine* (2013), 107(9):1356-1364.

研究表明，在同时患有哮喘和肥胖的人群中，减重有利于改善哮喘症状。参见：ULRIK C S. Asthma and obesity: is weight reduction the key to achieve asthma control? [J]. *Current Opinion in Pulmonary Medicine* (2016), 22(1):69-73.

有些药物具有使体重增加的副作用，且程度不一。对此，我们进行了系统回顾。参见：VAN DER VALK E S, VAN DEN E L, SAVAS M, et al. A comprehensive diagnostic approach to detect underlying causes of obesity in adults [J]. *Obesity Reviews* (2019), 20 (6):795-804.

以下研究阐述了某些抗精神病药物使体重增加的机理，以及对抗这种副作用的方法：DAYABANDARA M, HANWELLA R, RATNATUNGA S, et al. Antipsychotic-associated weight gain: management strategies and impact on treatment adherence [J]. *Neuropsychiatr Dis Treat* (2017), 13:2231-2241.

β 受体阻断剂（降血压或心率的常用药）可导致体重增加。请参考：SHARMA A M. Hypothesis: beta-adrenergic receptor blockers and weight gain: A systematic analysis [J]. *Hypertension* (2001), 37(2):250-254.

美国内分泌学会是专业的激素及内分泌研究机构，于 2015 年在主要期刊《内分泌学评论》（*Endocrine Review*）上发表了一篇重要的文章，阐述了环境内分泌干扰物的影响，以及肥胖和糖尿病的患病风险。详见：GORE A C, FENTON S, CHAPPELL V A, et al. EDC-2: The endocrine society's second scientific statement on endocrine-disrupting chemicals [J]. *Endocrine Review* (2015), 36(6):E1-E150. 美国内分泌学会提出了建议，以帮助人们尽可能避免接触环境内分泌干扰物。

假如体内的脂肪过量，就会储存更多的环境内分泌干扰物，而环境内分泌干扰物又可以导致脂肪囤积，这一恶性循环会引起许多疾病，如癌症。请见：DARBRE P D. Endocrine disruptors and obesity [J]. *Current Obesity Reports* (2017), 6(1):18-27.

来自美国圣路易斯华盛顿大学医学院的杰夫瑞·戈登（Jeffrey Gordon）团队于 2013 年在顶尖学术期刊《科学》（*Science*）上发表了一项具有突破性的研究，他们通过实验证明，某些特性（如肥胖或消瘦）可以通过肠道细菌从人体传播到小鼠中。参见：RIDAURA V K, FAITH J J, REY F E, et al. Gut microbiota from twins discordant for obesity modulate metabolism in mice [J]. *Science* (2013), 341(6150):1241214.

下列参考文献很有趣，介绍了肠道细菌在肥胖中所扮演的角色，以及粪便移植作为治疗方案的前景：

KANG Y, CAI Y. Gut microbiota and obesity: implications for

fecal microbiota transplantation therapy [J]. *Hormones* (*Athens*) (2017), 16(3):223-234.

VRIEZE A, VAN NOOD E, HOLLEMAN F, et al. Transfer of intestinal microbiota from lean donors increases insulin sensitivity in individuals with metabolic syndrome [J]. *Gastroenterology* (2012), 143(4):913-6.e7.

还有一些不错的综述，回顾了肠道细菌在肥胖中所起的作用。参见：CASTANER O, GODAY A, PARK Y M, et al. The gut microbiome profile in obesity: A systematic review [J]. *International Journal of Endocrinology* (2018), 2018:4095789.

MEIJNIKMAN A S, GERDES V E, NIEUWDORP M, et al. Evaluating causality of gut microbiota in obesity and diabetes in humans [J]. *Endocrine Reviews* (2018), 39(2):133-153.

早在 2005 年，理查德·阿特金森博士已发表了他关于腺病毒 36 型与肥胖的相关性的研究。参见：ATKINSON R L, DHURANDHAR N V, ALLISON D B, et al. Human adenovirus-36 is associated with increased body weight and paradoxical reduction of serum lipids [J]. *International Journal of Obesity* (2005), 29(3):281-286. 在 2015 年,《医学》(*Medicine*) 期刊上发表了一篇综述，回顾了近年来关于腺病毒 36 型的研究进展以及它与肥胖的关系。参见：XU M Y, CAO B, WANG D F, et al. Human adenovirus 36 infection increased the risk of obesity: A meta-analysis update [J]. *Medicine* (2015), 94(51):e2357.

有研究表明，婴幼儿时期过早使用抗生素可能对肠道微生物组造成负面影响，且与体重偏高具有相关性。该研究发表于主流学术期刊《自然通信》(*Nature Communications*) 上。参见：KORPELA K,

SALONEN A, VIRTA L J. et al. Intestinal microbiome is related to lifetime antibiotic use in Finnish pre-school children [J]. *Nature Communication* (2016), 7:10410.

第十章　如何破解体重超重难题

　　有研究表明，每天喝含糖饮料会对学龄儿童体重造成负面影响。请参考：DE RUYTER J C, OLTHOF M R, SEIDELL J C, et al. A trial of sugar-free or sugar-sweetened beverages and body weight in children [J]. *New England Journal of Medicine* (2012), 367(15):1397-1406.

　　关于《2019年欧洲实践指南：基层医疗中成人肥胖的管理》的具体内容，请参考：DURRER SCHUTZ D, BUSETTO L, DICKER D, et al. European practical and patient-centred guidelines for adult obesity management in primary care [J]. *Obesity Facts* (2019), 12(1):40-66. 荷兰肥胖保健标准针对不同程度的体重超重或肥胖，推荐了适用的治疗方案。该保健标准于2010年由荷兰体重超重合伙人（PON）起草。PON是由医生和医务工作者的职业协会、荷兰医疗保险协会、荷兰GGDs社区健康服务协会以及患者协会组成的伞式组织。这些协会均参与荷兰的肥胖治疗和保健，对荷兰卫生福利及体育部有建议权。

　　如何诊断引起或维持体重超重的潜在因素呢？下列文献对此进行了阐述：

VAN DER VALK E S, SAVAS M, BURGERHART J S, et al. Obesitas in de spreekkamer. Eerst diagnostiek en daarna effectieve behandeling (klinische les) [J]. *het Nederlands Tijdschrift voor Geneeskunde* (2017), 161:D2310.

VAN DER VALK E S, VAN DEN AKKER E L T, SAVAS M, et al. A comprehensive diagnostic approach to detect underlying causes of obesity in adults [J]. *Obesity Reviews* (2019), 20(6):795-804.

有研究表明，针对饥饿激素——促生长激素释放素的疫苗可有效减缓大鼠体重增加速度。假如你想进一步了解相关信息，请参见：ZORRILLA E P, IWASAKI S, MOSS J A, et al. Vaccination against weight gain [J]. *Proceedings of the National Academy of Sciences* (2006), 103(35):13226-13231.

第十一章 肥胖不是罪

《吃掉我》（*Eet mij*）是一本很有意思的荷兰语书，讲述了进食和体重超重背后的心理学。该书的作者是艾莎·腾·布鲁克（Asha ten Broeke）和罗纳德·维尔德森。艾莎·腾·布鲁克出现在本书的第十一章，她是《荷兰日报》（*de Volkskrant*）的专栏作家。罗纳德·维尔德森是生物学家、科学记者。

学者们对近几十年来体重超重和肥胖的人群所遭受的偏见、污名化进行了研究和回顾。参见：PUHL R, BROWNELL K D. Bias, discrimination, and obesity [J]. *Obesity Research* (2001), 9(12):788-805.

如何应对肥胖所带来的羞耻感？你可以从下文中了解更多相关信息：ALBERGA A S, RUSSELL-MAYHEW S, VON RANSON K M, et al. Weight bias: a call to action [J]. *Journal of Eating Disorder* (2016), 4:34.

研究表明，肥胖会使求职应聘的成功率降低。请参见：FLINT S W, ČADEK M, CODREANU S C, et al. Obesity discrimination in the recruitment process: You're not hired! [J]. *Frontiers in Psychology* (2016), 7:647.

研究表明，肥胖与抑郁症相关。我们对这一现象背后的生物学解释进行了深入剖析。参见：MILANESCHI Y, SIMMONS W K, VAN ROSSUM E F C, et al. Depression and obesity: evidence of shared biological mechanisms [J]. *Molecular Psychiatry* (2019), 24(1):18-33.

以下是一篇非常不错的综述，介绍了我们的肠道是如何与脑进行沟通的：MÖRKL S, WAGNER-SKACEL J, LAHOUSEN T, et al. The role of nutrition and the gut-brain axis in psychiatry: a review of the literature [J]. *Neuropsychobiology* (2018), 79(1): 1-9.

关于肠道细菌和其他物质的渗漏可以通过血液循环到达脑部这一观点的详情，请参见：OBRENOVICH M E M. Leaky gut, leaky brain? [J]. *Microorganisms* (2018), 6(4):107.

假如你想更深入地了解减重是如何改善抑郁症状的，我们非常推荐下面这篇文章：FABRICATORE A N, WADDEN T A, HIGGINBOTHAM A J, et al. Intentional weight loss and changes in symptoms of depression: a systematic review and meta-analysis [J]. *International Journal of Obesity* (2011), 35(11):1363-1376.

你想更进一步了解减重手术作为减肥治疗方法所带来的心理影响吗？参见：JUMBE S, HAMLET C, MEYRICK J. Psychological aspects of bariatric surgery as a treatment for obesity [J]. *Current Obesity Reports* (2017), 6(1):71-78.

减重手术是如何增大过度饮酒风险的？请参见以下综述：SPADOLA C E, WAGNER E F, DILLON F R, et al. Alcohol and drug use among postoperative bariatric patients: a systematic review of the emerging research and its implications [J]. *Alcoholism: Clinical and Experimental Research* (2015), 39(9):1582-1601.